Desintoxicación de Azúcar

La guía esencial para principiantes dieta de desintoxicación de azúcar (¡Plan de comidas de desintoxicación de 2 SEMANAS incluido!) Guía para superar fácilmente la adicción al antojo de azúcar naturalmente

Por Simone Jacobs

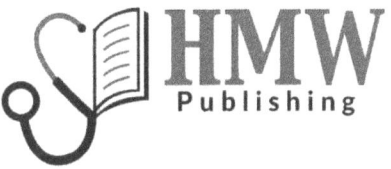

Para más libros visite HMWPublishing.com

Consigua otro libro gratis

Quiero darle las gracias por comprar este libro y ofrecerle otro libro (largo y valioso como este libro), "Errores de salud y de entrenamiento físico que no sabe que está cometiendo", completamente gratis.

Visite el enlace siguiente para registrarse y recibirlo: www.hmwpublishing.com/gift

En este libro, voy a desglosar los errores más comunes de salud y de entrenamiento físico que probablemente usted esté cometiendo en este momento, y le revelaré cómo puede llegar fácilmente a la mejor forma de su vida.

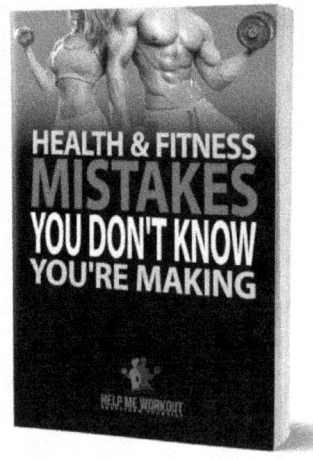

Además de este valioso regalo, también tendrá la oportunidad de obtener nuestros nuevos libros de forma gratuita, participar en sorteos y recibir otros correos electrónicos de mi parte. De nuevo, visite el enlace para registrarse: **www.hmwpublishing.com/gift**

Tabla de contenido

Introducción 8
Capítulo 1: El azúcar 11
¿Qué es el azúcar? 14
Los diferentes tipos de azúcares 14
La culpa es de la fructosa 17
Adicción al azúcar: una historia de amor no tan dulce 18
¿Cómo nos destruye el azúcar? 20
Malo para los dientes 20
Causa problemas de hígado 21
Causa resistencia a la insulina y diabetes 23
Causa cancer 24
El aumento de peso excesivo y la obesidad 25
Aumenta el nivel de colesterol 26
Capítulo 2: ¿Por qué necesita terminar su historia de amor con el azúcar? historia de amor con el azúcar 29
Los beneficios de la desintoxicación de azúcar 30
Regula la producción de insulina 30
Mejora la sensibilidad a la insulina 31
Normaliza la producción de cortisol 32
Disminuye la producción de grelina, la hormona del hambre 34
Cura y previene la resistencia a la leptina 36
Mejora los efectos del péptido YY o PPY 37
Naturalmente aumenta los niveles de dopamina 38
Restablece las papilas gustativas 39
Reduce la inflamación 40
Impulsa la desintoxicación 42
Alimentos que debe evitar 43
Azúcar 44
Granos y gluten 44

Alimentos hechos en fábrica y procesados 49
Alcohol 52
Cafeína 53
Comenzar su desintoxicación de azúcar: **54**
Qué alimentos comer 54
Ejercicio 65
Suplementos 67
Hidratación 69
Escriba su experiencia 70
Relájese 71
Entre en el ritmo 72
Duerma lo suficiente 75
Capítulo 3: Preparación para la desintoxicación de azúcar 77
La desintoxicación de azúcar en su cocina **78**
Comestibles 80
Un buen baño relajante 83
Diario de su desintoxicación **84**
Suplementos **85**
Herramientas de prueba para monitorear su progreso 95
Ropa de ejercicio **96**
Agua de filtro **96**
Reduzca el consumo de azúcar, cafeína y alcohol **97**
¿Cómo se lidia con los síntomas de desintoxicación? .98
Configure su mente **106**
Mida su progreso **109**
Peso 109
Altura 109
Tamaño de la cintura 110
Tamaño de la cadera 110
Circunferencia del muslo 110
Presión sanguínea 111
Capítulo 4: a qué atenerse 112
Día 3: ¡Eso es todo! **112**
Día 4: ¡Solo quedan diez días! **113**

Día 5: ¡Lo logré! 113
Día 6: ¡Casi a mitad de camino! 114
Día 7: ¡Una semana después! 114
Día 8: ¡Una semana más! 115
Día 9:¡Sí! ¡Me siento bien! ¡No más antojos! 116
Día 10: Me siento un poco débil, esto no es tan difícil como pensaba. ¡Debo seguir comiendo de manera saludable! 117
Día 11: Duermo como un bebé, pero tengo antojo de algo dulce 118
Día 12: ¿Estoy perdiendo peso? Las dos semanas casi han terminado. 119
Día 13: ¡Casi termino! ¿Qué hago después? 120
Día 14: ¡Lo conseguí! 121
Su ritual diario 121
Mañana 121
Tarde 122
Noche 122
Capítulo 5: ejemplos de planes de comidas para la desintoxicación del azúcar 124

Lista de la compra 132
Capítulo 6: Recetas para la desintoxicación de azúcar 140
Huevos al horno con espinacas y queso 140
Merienda de almendras de tamari tostadas 143
Pimientos dulces con queso 145
Receta de pollo relleno y espinaca al horno 147
Condimento de queso feta y pepino 150
Frittata de feta y de tomates secados al sol 151
Espinacas con queso 154
Wraps de lechuga con pavo asiático 156
Batido de mantequilla de maní 159
Pollo asado a la parrilla con hierbas frescas 161
Sopa de verduras 164
Pudín de Chia con sabor a vainilla 167

Mini Frittatas 169
Ensalada de pollo y de cilantro 172
Guiso de frijoles y pollo...174
Bocadillos de queso y calabacín 176
Dip de queso Feta picante inspirado en el Mediterráneo 178
Palillos de Coliflor y queso 180
Ensalada de judías verdes inspirada en Italia............183
Panecillo de huevo..186
Palitos de pan de coliflor y queso..............................188
Ensalada de calabacín 191
Salsa casera..193
Últimas palabras 195
Sobre el co-autor...197

Introducción

Este libro contiene pasos y estrategias comprobados sobre cómo usted puede superar con éxito su adicción al azúcar. Esta guía de desintoxicación de azúcar lo ayudará a descubrir cómo puede seguir comiendo comidas deliciosas y ser más saludable.

Además, aprenderá las ventajas de eliminar la comida basura, azucarada y procesada de su vida. Asimismo, también explicará y revelará cómo lidiar con los síntomas de la desintoxicación de azúcar. Por último, este libro también le proporcionará deliciosos planes de comidas, un plan de acción y recetas buenas para ayudarlo a comenzar de inmediato.

Además, antes de comenzar, le recomiendo que se una a nuestro boletín informativo por correo electrónico para recibir actualizaciones sobre cualquier próxima publicación o promoción de un nuevo libro. Puede registrarse de forma gratuita y, como bonus, recibirá un regalo gratis. ¡Nuestro libro "Errores de salud y de entrenamiento físico que no sabe que está cometiendo"!

Este libro ha sido escrito para desmitificar, exponer lo que se debe y no se debe hacer y, finalmente, equiparlo con la información que necesita para estar en la mejor forma de su vida. Debido a la cantidad de información errónea y mentiras contadas por las revistas y los autoproclamados "gurús", cada vez es más difícil obtener información confiable para ponerse en forma. A diferencia de tener que pasar por docenas de fuentes parciales, poco confiables y no confiables para obtener su información de salud y estado físico. Todo lo que necesita para ayudarlo se ha desglosado en este libro para que pueda seguirlo fácilmente y obtener resultados inmediatos para alcanzar sus objetivos de actividad física deseados en el menor tiempo posible.

Una vez más, para unirse a nuestro boletín gratuito por correo electrónico y recibir una copia gratuita de este valioso libro, visite el enlace y regístrese ahora:

www.hmwpublishing.com/gift

Capítulo 1: El azúcar

Los estudios revelan que el estadounidense promedio consume aproximadamente 22,7 cucharaditas de azúcar al día. Incluso sin agregar azúcar a sus alimentos, usted está comiendo alimentos procesados que están llenos de azúcar para mejorar el sabor y la textura de los alimentos y para actuar como un conservante para extender su vida útil.

Estos son los alimentos más comunes que usted consume todos los días:

Comida	Tamaño	Cantidad de azúcar (1 cucharadita = 4,2 gramos)
Salsa de tomate	3 cucharadas	1,77 cucharaditas

Galletas Oreo	3 galletas	2.49 cucharaditas
Yogur de fruta bajo en grasa	8 onzas	6.16 cucharaditas
Coca Cola	12 oz	7.93 cucharaditas
Cereales "Lucky Charms"	1 taza	2.55 cucharaditas
Pan de trigo	2 rebanadas	0.66 cucharaditas
Bolonia de carne de cerdo	4 rebanadas	1.18 cucharaditas

Los alimentos naturales que usted come también contienen azúcar natural. Por ejemplo, 27 gramos de maíz, 1, 135 tazas de arroz, 454 huevos y 7 manzanas rojas contienen 22,7 cucharaditas de azúcar.

Si no es consciente de lo que come, puede consumir fácilmente cantidades excesivas de azúcar de las que su cuerpo necesita. Según American Heart Association (AHA), los hombres necesitan 9 cucharaditas o 37.5 gramos de azúcar y las mujeres necesitan 6 cucharaditas o 25 gramos de azúcar al día.

Nuestros cuerpos necesitan azúcar o glucosa para funcionar. Para comprender la importancia del azúcar, echemos un vistazo rápido a qué es el azúcar y los mejores beneficios del azúcar.

¿Qué es el azúcar?

El azúcar es una forma pura de carbohidratos que se presenta de muchas maneras.

Los diferentes tipos de azúcares

Glucosa: se produce de forma natural en los jugos y frutas de las plantas. Este azúcar puro puede ser transportado en la sangre. Es la otra mitad de la sacarosa o azúcar de mesa, emparejado con fructosa.

Fructosa: se produce naturalmente en el azúcar de caña, las frutas, la miel y los tubérculos. Es la otra mitad de sacarosa, emparejada con glucosa.

Galactosa: se combina con la glucosa para formar lactosa. Esto también se conoce como azúcar de la leche, y constituye el 5 por ciento de la leche de vaca.

Sacarosa - o comúnmente conocido como azúcar de mesa. Este azúcar se produce naturalmente en la caña de azúcar y las remolachas.

Maltosa: compuesta por dos moléculas de glucosa unidas.

Jarabe de maíz con alto contenido de fructosa: este azúcar es químicamente muy similar a la sacarosa. Sin embargo, la mitad de la glucosa se convierte en fructosa.

Todos los carbohidratos, una vez consumidos, se convierten en glucosa durante la digestión, que es el azúcar que nuestro cuerpo necesita.

El problema es que consumimos alimentos con demasiado azúcar añadido. Agregamos azúcar de mesa en casi todos los alimentos que comemos: desde café, té, productos horneados y más.

El azúcar de mesa se compone de 50 por ciento de glucosa y 50 por ciento de fructosa.

La glucosa, como se mencionó anteriormente, se metaboliza por todo el cuerpo: la glucosa se absorbe desde los intestinos hacia el torrente sanguíneo y luego se distribuye a todas las células del cuerpo. La glucosa es vital para el funcionamiento correcto del cerebro, ya que es la principal fuente de combustible de los miles de millones de células nerviosas neuronales en el cerebro.

Las neuronas no pueden almacenar glucosa por sí mismas, por lo que necesitan un suministro constante del torrente sanguíneo.

La culpa es de la fructosa

La fructosa se procesa principalmente en el hígado y se convierte en grasa, que puede acumularse e ingresar al torrente sanguíneo. Además, el mercado también está inundado de productos, desde refrescos hasta sopa, con jarabe de maíz con alto contenido de fructosa. El jarabe de maíz con alto contenido de fructosa es más barato y más dulce que la sacarosa a base de caña de azúcar y remolacha. ¿Cual es la diferencia? No es suficiente para preocuparse ya que ambos contienen fructosa y todos pueden beneficiarse de comer menos, si no eliminarlo, de su dieta.

Cuando consume demasiada fructosa, causa diversos riesgos para la salud, incluida la diabetes tipo 2, la resistencia a la insulina, la hipertensión y la obesidad. De hecho, el nefrólogo Richard Johnson, de la Universidad de Colorado en Denver, afirma que cuando rastrea el camino de la enfermedad hasta su causa principal, encontrará el camino de nuevo hacia el azúcar, la fructosa en particular.

Adicción al azúcar: una historia de amor no tan dulce

Si una rebanada adicional de pastel o chocolate le tenta, entonces sabe exactamente qué tan adictivos son los dulces y cuán difícil es reducirlos. En pocas palabras, el azúcar en nuestro torrente sanguíneo estimula los mismos centros de placer en el cerebro que responden a la cocaína y la heroína.

El azúcar no es del todo malo para nosotros. De hecho, nuestro cuerpo necesita azúcar. Johnson teorizó que nuestros antepasados evolucionaron para convertirse en un eficiente procesador de fructosa para la supervivencia, almacenando incluso las cantidades más pequeñas en forma de grasa durante los tiempos en que abundan los alimentos para usar durante las escasas estaciones. Por lo tanto, hoy en día, tenemos un antojo de azúcar de frutas. Para algunas personas, el azúcar puede terminar en una adicción en toda regla, de la misma manera que alguien es adicto al abuso de drogas como el cannabis, la anfetamina y la nicotina. No hay diferencia. La única diferencia es que el azúcar es legal y no es una sustancia controlada. De hecho, las personas que son adictas al alcohol y las drogas afirman que el antojo de comida basura y dulce es similar. La peor parte es que el azúcar no es un producto regulado. A menudo, consumimos alimentos azucarados sin conocer los riesgos que representa para nuestra salud.

¿Có mo nos destruye el azúcar?

El azúcar es un mal hábito, y es un mal hábito que es difícil de romper. La mayoría de las veces, no nos damos cuenta de que comer en exceso dulces y comida basura no es un problema. Para darle una idea de cuán malo es el azúcar para su salud, estos son algunos de sus efectos a largo plazo.

Malo para los dientes

El azúcar agregado, el jarabe de maíz con alto contenido de fructosa y la sacarosa contienen calorías sin ningún tipo de nutrientes esenciales. Por lo tanto, se les llama calorías vacías, ya que no contienen grasas esenciales, vitaminas, minerales o proteínas, sólo energía pura.

Cuando obtiene del 10 al 20 por ciento o más de sus calorías del azúcar, esto puede causar deficiencia de nutrientes y problemas de salud.

El azúcar también es malo para los dientes porque es una fuente de energía digerible para las bacterias dañinas en la boca.

Causa problemas de hígado

Como se mencionó anteriormente, el azúcar se descompone en dos azúcares simples, fructosa y glucosa. Necesitamos glucosa en nuestro cuerpo, mientras que no existe una necesidad fisiológica de fructosa. Además, la fructosa sólo se puede metabolizar en el hígado, donde se transforma en glucógeno y se almacena en el hígado cuando no se usa.

No es un problema si solo come pequeñas cantidades de fructosa de las frutas y está físicamente activo. Sin embargo, si come alimentos ricos en fructosa, sobrecargará su hígado, forzándolo a convertir la fructosa en grasa. Cuando come repetidamente una cantidad significativa de azúcar, puede conducir a un hígado graso no alcohólico y causar varios problemas de salud.

Tenga en cuenta que es casi imposible comer en exceso fructosa por comer frutas ya que contienen muy poca fructosa. El problema comienza cuando consume alimentos con demasiados aditivos de azúcar.

Causa resistencia a la insulina y diabetes

La insulina es una hormona que es vital para diversas funciones corporales. Ayuda a la glucosa o el azúcar en la sangre a ingresar a las células del torrente sanguíneo. También le dice a las células cuándo comenzar a quemar glucosa en lugar de grasa.

Cuando tiene niveles altos de glucosa, el cuerpo trabaja horas extras para producir insulina, inundando las células con la hormona. Por lo tanto, las células se vuelven resistentes a ella. Cuando usted es resistente a la insulina, le lleva a diversas enfermedades, como la obesidad, el síndrome metabólico, las enfermedades cardiovasculares y especialmente la diabetes tipo II.

Causa cancer

La insulina no solo regula los niveles de glucosa en el cuerpo. También controla el crecimiento y la multiplicación de las células, que es la característica del cáncer.

Muchos científicos creen que si consume demasiado azúcar, los constantes niveles altos de insulina en el cuerpo pueden causar cáncer.

El aumento de peso excesivo y la obesidad

La fructosa no solo se metaboliza de forma diferente a la glucosa. Los estudios también muestran que la fructosa no tiene la misma saciedad que la glucosa. Las personas que bebían bebidas endulzadas con fructosa se sentían más hambrientas y menos saciadas que las personas que bebían bebidas endulzadas con glucosa. Además, la fructosa no disminuye la grelina, una hormona del hambre, tan eficientemente como la glucosa puede.

Con el tiempo, debido a que la fructosa no es tan abundante, sentirá la necesidad de aumentar su ingesta calórica, comer más alimentos y, a su vez, aumentar de peso.

Muchos estudios revelan que el azúcar es la causa principal de la obesidad infantil. Los niños que beben bebidas endulzadas con azúcar tienen un 60 por ciento más de riesgo de obesidad. Si desea perder peso, lo más importante que puede hacer es reducir el consumo de azúcar.

Aumenta el nivel de colesterol

Durante mucho tiempo, las personas culparon a las grasas saturadas por enfermedades del corazón, que es la principal causa de muerte en el mundo. Estudios recientes revelan que la grasa saturada no es la culpable. La evidencia sugiere que el AZÚCAR y no la grasa es la principal causa de enfermedad cardíaca, debido a los efectos nocivos del metabolismo de la fructosa.

Los estudios revelan que altas cantidades de fructosa elevan los triglicéridos, las lipoproteínas de baja densidad densas y pequeñas y el LDL oxidado, aumentan los niveles de glucosa en la sangre, los niveles de insulina y la obesidad abdominal en tan solo 10 semanas.

En consecuencia, varios estudios observacionales revelan una relación saludable entre el alto consumo de azúcar y el riesgo de enfermedad cardíaca. Además de las enfermedades crónicas, la mayoría de las personas adictas al azúcar experimentan los siguientes síntomas:

Cambios en la frecuencia cardíaca
Cambios de humor
Cambios de visión
Convulsiones
Diarrea
Equilibrio / mareos deficientes
Debilidad y fatiga
Sarpullido / colmenas

Dolor en las articulaciones

Pérdida de memoria

Dolores de cabeza y migrañas

Vómitos y náuseas

Insomnio / problemas para dormir

Problemas de pérdida de peso

Con todos los problemas de salud que se remontan a nuestro amor por los alimentos dulces, es necesario desintoxicarse del azúcar. Nuestros cuerpos han evolucionado para sobrevivir con la menor cantidad de fructosa. El problema es que nuestro mundo está inundado con jarabe de maíz con alto contenido de fructosa y sacarosa. Puede ser un desafío dejar de comer azúcar, pero es un esfuerzo que tenemos que hacer para nuestra salud en general.

Capítulo 2: ¿Por qué necesita terminar su historia de amor con el azúcar? HISTORIA DE AMOR CON EL AZÚCAR

Ahora que comprende que la adicción excesiva al azúcar puede ser perjudicial para su salud, es hora de la desintoxicación y la rehabilitación. Se necesitará un esfuerzo considerable y mucha fuerza de voluntad para restablecer su cuerpo de un estado de caos. Sin embargo, reiniciar su sistema le beneficiará a largo plazo.

Los beneficios de la desintoxicación de azúcar

Regula la producción de insulina

Como mencionado anteriormente, demasiado azúcar aumenta la producción de insulina, que a menudo puede causar resistencia a la insulina y conducir a la diabetes. Demasiada fructosa también se convierte en grasa almacenada. Cuando se desintoxica, la producción de insulina en su cuerpo se normaliza, lo que reduce el almacenamiento de grasa en el estómago y los antojos de alimentos.

Mejora la sensibilidad a la insulina

Cuando el cuerpo tiene niveles altos de insulina todo el tiempo, las células se vuelven resistentes a él. Por lo tanto, el cuerpo no puede regular los niveles de azúcar en la sangre de manera eficiente. El reinicio de su sistema le permite al cuerpo ajustar la producción de insulina, lo que mejora la regulación del azúcar en la sangre, ayudándole a perder peso y mejorar su salud.

Normaliza la producción de cortisol

El cortisol es una hormona producida por las glándulas suprarrenales y los niveles de cortisol en el cuerpo aumentan y disminuyen en diferentes momentos durante todo el día. Está en su nivel más alto en la mañana para ayudarlo a prepararse y moverse al comienzo del día, y está en su punto más bajo por la noche para ayudarle a relajarse y descansar bien por la noche. Cuando su cuerpo tiene demasiada azúcar en la sangre, debilita las glándulas suprarrenales, lo que afecta la producción de cortisol, una hormona que también ayuda a regular el nivel de azúcar en la sangre a un nivel metabólico.

Cuando las glándulas suprarrenales están cansadas, no puede producir la cantidad correcta de cortisol que necesita en un día. Por lo tanto, se sentirá lento y con poca energía. Instintivamente, querrá alcanzar una solución rápida la mayor parte del tiempo. Usted masticará un bocadillo de carbohidratos, coca cola, alimentos azucarados o café. Esta es solo una solución temporal, una que conduce a un aumento en el azúcar en la sangre y la producción de insulina, que más tarde termina con el nivel de azúcar en la sangre y finalmente debilita las glándulas suprarrenales. El resultado es una producción continua baja de cortisol, que es evidente en la mañana cuando se levanta sintiéndose cansado y sin descanso incluso después de una noche de sueño.

Cuando se desintoxica, el sistema se reinicia, lo que ayuda a las glándulas suprarrenales a recuperarse y le permite suministrar a su cuerpo las cantidades correctas de cortisol a diferentes horas del día.

Disminuye la producción de grelina, la hormona del hambre

Cuando consume alimentos azucarados, su cuerpo aumenta su producción de insulina para que el azúcar pueda convertirse y ser utilizada por las células de su cuerpo. También aumenta los niveles de leptina, una hormona que regula el almacenamiento de grasa y el apetito, lo que disminuye la producción de grelina, controlando la ingesta de alimentos. La idea es que cuando come, su cuerpo automáticamente trabaja para hacerle saber que debe sentirse menos hambriento.

El problema ocurre cuando consume demasiada fructosa. El ciclo que debería decirle que está lleno no sucede. Ya sabe que el cuerpo usa glucosa. La glucosa también suprime la producción de ghrelina y estimula la producción de leptina, que funciona para suprimir el apetito.

La fructosa, por otro lado, no solo afecta la regulación de la grelina, sino que también interfiere con la comunicación del cerebro con la leptina, lo que lleva a comer en exceso. Esta es la razón por la cual la fructosa conduce a un aumento excesivo de peso, resistencia a la insulina, síndrome metabólico y aumento de la grasa del vientre, así como a la larga lista de enfermedades crónicas.

Cuando limita su fructosa a niveles saludables, regula y reduce la producción de la hormona del hambre ghrelin.

Cura y previene la resistencia a la leptina

La investigación revela que cuando usted consume fructosa, genera más grasa en el hígado en comparación con otros tipos de azúcar. Además, la fructosa bloquea la capacidad del cuerpo para quemar grasa.

Cuando ingiere menos calorías, pero consume grandes cantidades de fructosa o su dieta tiene un alto contenido de azúcar, seguirá causando hígado graso, resistencia a la insulina y resistencia a la leptina.

Usted ha aprendido antes que cuando come azúcar los niveles de leptina se elevan y le indican a su cuerpo que está lleno para que deje de comer. Sin embargo, cuando es resistente a la leptina, su cuerpo ya no responde a la leptina. Termina comiendo más porque no se siente lleno. Por lo tanto, la desintoxicación del azúcar lo beneficiará significativamente.

Mejora los efectos del péptido YY o PPY

El péptido YY es una hormona liberada en los intestinos y el colon que controla el apetito. Cuando el nivel de azúcar en su cuerpo es inestable, afecta los efectos del PYY en la supresión del apetito.

Naturalmente aumenta los niveles de dopamina

La comida azucarada y la comida basura cambian la química del cerebro, haciéndolo querer más y más de ellos, incluso cuando está lleno. El Dr. Robert H. Lustig, endocrinólogo pediátrico, y la Dra. Elissa S. Epel, psicóloga, explican que cuando consume grandes cantidades de azúcar, su cerebro libera cantidades masivas de dopamina, la hormona responsable de hacerle sentir bien. Cuando hay un aumento de la dopamina, los receptores de la dopamina se regulan a la baja. Por lo que ahora hay menos receptores para ellos, por lo que la próxima vez que coma alimentos azucarados y basura, su efecto de "sentirse bien" se atenuará, por lo tanto, necesita comer más de ellos para obtener la misma sensación de recompensa.

La desintoxicación del azúcar restablece las vías de recompensa del cerebro, lo que le permite sentir placer al comer alimentos reales.

Restablece las papilas gustativas

Según una investigación en el Monell Chemical Senses Center, que fue publicado en la Revista Americana de Nutrición Clínica, evitar o eliminar el azúcar por un período reiniciará su paladar. Cuando consume cantidades bajas de azúcar durante un par de meses, incluso los alimentos con poca azúcar tendrán un sabor dulce. Esto significa que cuando se desintoxique, podrá disfrutar más delicias, se sentirá satisfecho rápidamente con una cantidad menor y será menos probable que coma en exceso.

Reduce la inflamación

Si puede recordar su lección de biología sobre la inflamación, recordará que nuestros cuerpos dependen de la inflamación temporal para ayudar a combatir infecciones y lesiones: la inflamación limpia los restos de células, elimina los patógenos y crea protección para ayudar a la curación. La inflamación de una herida es un síntoma que indica que el cuerpo está haciendo su trabajo, la hinchazón, el enrojecimiento, la leve ternura y la sensación de calor es la defensa del cuerpo en el trabajo.

Cuando usted experimenta inflamación crónica, el sistema inmune ataca las células normales por error, y el proceso que normalmente ayuda al cuerpo a curarse causa destrucción. Dave Grotto, RD, portavoz de la Asociación Dietética Estadounidense dice que el azúcar causa una enfermedad inflamatoria. Cuando el cuerpo no puede regular los niveles de azúcar e insulina en el cuerpo, una inflamación escondida en el cuerpo puede causar infecciones crónicas. Cuando el nivel de azúcar en la sangre es alto, el cuerpo genera más radicales libres que dañan las células del cuerpo, estimulando una respuesta del sistema inmunológico, lo que causa una inflamación que no se puede ver.

La eliminación del azúcar, los alimentos procesados y los alimentos normales sensibles, junto con el consumo de alimentos que ayudan a combatir la inflamación, reducen el riesgo de desarrollar enfermedades crónicas.

Impulsa la desintoxicación

Como se mencionó en el beneficio anterior, demasiada azúcar en el cuerpo aumenta los radicales libres. Cuando se desintoxica, no solo reduce el daño a las células causado por los radicales libres, sino que también ayuda a su cuerpo a deshacerse de otras toxinas que lo engordan.

Los beneficios que usted obtiene de la desintoxicación del azúcar, así como de los alimentos procesados, ayudarán que su cuerpo se cure. Cuando evite el azúcar, no solo perderá peso, sino que también se beneficiará de las mejoras de salud a largo plazo.

Alimentos que debe evitar

Esa es la pregunta. Para obtener el beneficio completo de la desintoxicación del azúcar, no solo deberá evitar el azúcar. También deberá evitar otros tipos de alimentos.

Azúcar

A este punto, probablemente sepa por qué necesita reducir el azúcar. Sin embargo, puede ser un cambio aterrador, especialmente si le encanta el azúcar. No se preocupe, no se volverá loco durante su desintoxicación. Las personas que ya se han desintoxicado reclaman el cambio increíble en tan solo 24 horas y sus deseos han disminuido.

Granos y gluten

La mayoría de las personas no se dan cuenta de que son sensibles a ciertos alimentos porque esta afección no es una alergia real, como la alergia a los mariscos o los cacahuetes, que crea urticaria, cierra la garganta, hincha las lenguas y puede matar a la persona en cuestión de minutos.

A diferencia de las verdaderas alergias, la sensibilidad a los alimentos es una reacción sutil a los alimentos. Está escondida porque los pequeños cambios generalmente ocurren en el tracto digestivo. Cuando tiene sensibilidad a los alimentos, el revestimiento en el tracto gastrointestinal, particularmente el intestino se daña gradualmente y es poroso, una afección llamada intestino permeable, donde las partículas de alimentos ingresan al torrente sanguíneo, creando una respuesta al sistema inmune del cuerpo

Antes mencioné cómo el cuerpo se protege y la inflamación es una buena señal de que las defensas del cuerpo están funcionando. Sin embargo, cuando tiene un intestino permeable, su cuerpo está constantemente en un estado de inflamación de bajo grado como reacción a las partículas extrañas en el torrente sanguíneo, lo que produce muchos síntomas diferentes que no se conectan con los alimentos que consume. Algunos de estos síntomas incluyen niebla del cerebro, fatiga, depresión, dolores de cabeza, problemas sinusales, alergias, reflujo, intestino irritable, enfermedades autoinmunes, dolor en las articulaciones y enfermedades de la piel, como eczema y acne

Además, la inflamación de bajo grado también desencadena la resistencia a la insulina, que causa el aumento de peso.

En cuanto al gluten, una proteína que se encuentra en la avena, la espelta, el centeno, la cebada y el trigo, algunas personas no pueden digerirlo, causando un intestino permeable. Además, debido a la modificación genética, se ha creado una nueva cepa de trigo. Este grano contiene amilopectina A, un súper almidón que provoca picos en el azúcar en la sangre. Dos rebanadas de pan hechas de este nuevo maíz elevan el azúcar en la sangre más de 2 cucharadas de azúcar de mesa.

La sensibilidad al gluten, junto con el súper almidón, desencadena más inflamación, lo que aumenta el riesgo de diabetes y obesidad.

Todos los cereales, el pan y los refrigerios, incluso los que no contienen gluten, pueden aumentar el azúcar en la sangre y la insulina porque contienen carbohidratos.

Además, la investigación muestra que cuando come alimentos con alto contenido de carbohidratos, principalmente si ha estado consumiendo alimentos con alto contenido de fructosa y su hígado ha estado metabolizando la fructosa durante bastante tiempo, incluso cuando no hay fructosa en tu dieta, su hígado convertirá la glucosa , encontrado en harina y pan, en fructosa. Por lo tanto, durante su desintoxicación, como se mencionó anteriormente, deberá evitar los alimentos ricos en carbohidratos, como el arroz, el pan y otro carbohidrato no vegetal.

Alimentos hechos en fábrica y procesados

Como ya sabe, estos alimentos están llenos de edulcorantes artificiales y jarabe de maíz con alto contenido de fructosa. También están hechos con conservantes, productos químicos, aditivos, glutamato monosódico o glutamato monosódico y grasas hidrogenadas. El glutamato monosódico causa un pico de insulina que provoca antojos, hambre y comer en exceso.

Durante su desintoxicación, coma únicamente alimentos con bajo índice glucémico, que contengan grasas buenas, proteínas, fitonutrientes, fibra, minerales y vitaminas.

Tenga en cuenta; el GMS puede estar escondido, así que tenga cuidado con estos ingredientes:

Cualquier "saborizante" o "sabores".

Cualquier cosa con "enzima modificada".

Cualquier cosa con "hidrolizado".

Cualquier cosa que contenga "enzimas".

Cualquier cosa con "glutamato" en ella

Proteína vegetal autolizada

Levadura autolizada

Malta de cebada

Caldo

Carragenano

Gelatina

Glutamato

Ácido glutámico

Proteína vegetal hidrolizada (HPP)

Proteína vegetal hidrolizada (HVP)

Extracto de malta

Maltodextrina

Condimentos naturales

Proteasa

Proteína texturizada

Umami

Extracto de proteína vegetal

Extracto de levadura

Comida de levadura o nutriente

Aceites vegetales procesados y refinados

Deberá evitar el girasol, la canola, el aceite de soja y más. Contienen ácidos grasos omega-6 que causan inflamación. Durante su desintoxicación, use mantequilla de coco extra virgen o aceite de oliva virgen extra. El aceite de oliva virgen extra contiene polifenoles, un potente antioxidante y compuestos antiinflamatorios, mientras que la mantequilla de coco contiene grasas antiinflamatorias, como el ácido láurico, la misma grasa que se encuentra en la leche materna. Si necesita aceite para cocinar a fuego alto, el aceite de semilla de uva es seguro.

Alcohol

El alcohol es azúcar en varias formas. Además, cuando bebe alcohol, se deteriora el autocontrol, por lo que es más probable que coma en exceso sin pensar. También contiene 7 calorías por gramo, más que las cuatro calorías por gramo de azúcar. No solo causa un intestino permeable, sino que también inflama el hígado.

Cafeína

Algunos afirman que la cafeína acelera el metabolismo en un proceso llamado termogénesis. Sin embargo, también obtendrá el mismo efecto al agregar especias a sus platos, como pimienta de Cayena o jalapeño. La cafeína también es adictiva, y cuando se inserta en bebidas azucaradas, hace que desee más de esas bebidas. También aumenta el hambre. Al igual que el azúcar, la cafeína causa una oleada de dopamina y luego desaparece con el tiempo. Incluso si no le apetece tomar café, indudablemente deseara más azúcar.

Evitar la cafeína reiniciará su sistema, normalizará la química del cerebro y disminuirá los antojos. Incluso el café descafeinado contiene cafeína entonces no debe tomar demasiado.

Comenzar su desintoxicación de azúcar:

Qué alimentos comer

Cuando elimine los alimentos malos será el momento de agregar el reemplazo definitivo adecuado. Todos los elementos de su desintoxicación ayudan a su cuerpo a desintoxicarse, a eliminar el exceso de peso y a sanar. Evite los alimentos malos y coma más alimentos saludables para optimizar y acelerar sus resultados.

Para maximizar su desintoxicación, necesita comer más súper alimentos y alimentos ricos en fitonutrientes. Cuando su cuerpo está sano, la desintoxicación es suave.

Cuando su cuerpo es tóxico, especialmente cuando está inundado con fructosa, el hígado se vuelve lento, la desintoxicación es lenta y ciertas toxinas permanecen activas por más tiempo de lo que el sistema puede manejar. Por lo tanto, se enferma y el metabolismo se ralentiza. También causa hinchazón y retención de líquidos.

Cuando tiene sobrepeso, su cuerpo contiene muchas toxinas. A medida que pierde peso durante la desintoxicación del azúcar, las toxinas se liberan de los tejidos grasos y tendrá que expulsarlos. De lo contrario, puede afectar la pérdida de peso y envenenar su metabolismo.

Estas son los ingredientes que aceleran la desintoxicación:

Berro

Wakame

Romero

Perejil

Cebolla

Limón

Kombu

Col rizada

Jengibre

Ajo

Huevos

Coles

Cilantro

Pimienta de cayena

Coliflor

Repollo

Coles de bruselas

Brócoli

Bok Choy

Arame

Son ricos en vitamina A y C, vitaminas B, antioxidantes y fitonutrientes.

Alimentos antiinflamatorios

La inflamación es la reacción típica de su cuerpo para sanar heridas y combatir las bacterias. Esto es lo que sucede cuando tiene dolor de garganta, un corte o una distensión. Cuando la lesión está infectada, se vuelve caliente, roja y sensible.

Las inflamaciones por las que debe preocuparse son las que están escondidas dentro de su cuerpo y no necesariamente duelen. Es la inflamación causada por alérgenos, toxinas, estrés, mala alimentación, el crecimiento excesivo de bacterias dañinas en el intestino e infecciones de bajo grado.

Cualquier cosa que causa inflamación eventualmente causará resistencia a la insulina, que produce la grasa del vientre y su cuerpo para aferrarse a las células de grasa. Anteriormente, he mencionado la comida que debe evitar. Ahora voy a darle la lista de alimentos que ayudarán a minimizar la inflamación.

Alimentos ricos en ácidos grasos Omega 3, tales como:

Salmón

Huevos

Carne de vacuno alimentado a hierba

Semillas de cáñamo

Semillas de chia

Nueces

Semillas de lino

Especias y hierbas, como la cúrcuma

Bayas

Vegetales de hoja verde oscuro

Aceite de oliva virgen extra

Aguacate

Aves de corral orgánicas

Mariscos silvestres

Tempeh y tofu sin GMS

Alimentos que curan el intestino permeable y mejoran la función intestinal

Cada individuo tiene 500 especies de bacterias en el sistema digestivo. Estas bacterias ayudan a controlar el metabolismo, la digestión y la inflamación.

Las bacterias en su intestino aumentan, dependiendo de lo que come y las alimenta. Cuando come alimentos saludables, las bacterias correctas crecen y ayudan a impulsar su metabolismo. Sin embargo, si come comida basura o una dieta poco saludable, la bacteria dañina es la que aumenta. Esto es algo que debe evitar porque las bacterias malas producen gas desagradable y toxinas que causan inflamación, aumento de peso, hinchazón, vientre hinchado y diabesidad o la disfunción metabólica. Esto se caracteriza por el síndrome metabólico, la resistencia a la insulina, la obesidad y la diabetes tipo 2, que es causada por niveles altos de azúcar en la sangre y puede tratarse con el mismo tratamiento.

Cuando hay un desequilibrio de bacterias intestinales en su sistema digestivo, daña el revestimiento de su intestino o un intestino permeable, que causa inflamación y, a su vez, daña el metabolismo, afecta la forma en que el cerebro controla el apetito, conduce a la resistencia a la insulina y por supuesto, aumento de peso.

La dieta baja en azúcares, baja en almidón, alta en fibra y alimentos integrales alimenta a las bacterias buenas y priva a las bacterias dañinas. Los alimentos que son ricos en minerales y vitaminas ayudan a mejorar la función intestinal. Incluyen:

Bok Choy
Semillas de calabaza
Col rizada
Rúcula
Zanahorias
Tomates
Pavo

Salmón

Pollo

Perejil

Cebolla

kimchi

Estos alimentos son ricos en vitamina A, zinc, antioxidantes, aminoácidos y probióticos.

Balanceadores de azúcar en sangre

La clave para equilibrar el azúcar en la sangre es la proteína. Cada comida debe contener proteínas animales magras, preferiblemente orgánicas, combinadas con deliciosas verduras. Si usted es vegano o vegetariano, puede tener un problema serio de peso y salud cuando sustituye la carne con alimentos ricos en almidón, como pasta, arroz, pan y otros alimentos ricos en carbohidratos, una vez que se consumen se convierten en azúcar y provocan antojos.

Incluso los frijoles y los granos pueden ser un problema ya que estos alimentos aumentan el azúcar en la sangre y la insulina más que las proteínas animales. Comer todas las verduras puede ser poco saludable a menos que sepa lo que está haciendo.

Sí, necesita comer menos carne cultivada en fábrica, pero la proteína basada en animales es importante para la mayoría de las personas. Si provienen de fuentes silvestres o de pastoreo, la proteína animal puede ser muy saludable.

Su desintoxicación dependerá en parte de su metabolismo y salud actual. Cuanto más enfermo esté, menos espacio tendrá con respecto al azúcar que puede consumir. A medida que se desintoxique y pierda peso, su resistencia aumentará, y después del período de desintoxicación, podrá comer frijoles y granos como fuente de proteínas. Sin embargo, si actualmente tiene problemas de salud importantes, evítelos, por el momento.

Las semillas y los frutos secos son las excepciones cuando se trata de proteínas de origen vegetal. No aumentan el azúcar en la sangre y son excelentes como refrigerios si no tiene alergias a las nueces. Son especialmente adecuados para personas con diabetes, ya que reducen el riesgo de diabetes, ayudan a perder peso y mejoran el metabolismo, ya que están repletos de grasas buenas, proteínas, minerales, como zinc y magnesio, y fibra, todo ayuda a revertir la diabesidad.

Ejercicio

El ejercicio es vital durante su período de desintoxicación. Tan solo 30 minutos de ejercicio moderado para comenzar el día impulsará su metabolismo y equilibrará sus hormonas, azúcar en la sangre y la química del cerebro para que pueda elegir mejores alimentos durante el día.

El ejercicio regula el apetito, reduce los antojos, mejora la sensibilidad a la insulina y activa las vías de desintoxicación para ayudar a eliminar toxinas que causan aumento de peso, reducir la inflamación, reducir el cortisol de la hormona del estrés y fomenta una mejor ayuda. El ejercicio es el mejor tratamiento para la ansiedad y la depresión. Mejora la autoestima, el bienestar y la energía.

Si ya tiene una rutina de ejercicios, simplemente continúe haciendo lo que sea que disfrute durante 30 minutos. Si no ha estado haciendo ejercicio regularmente, comience con una caminata lenta o una marcha de 30 minutos. Si sólo puede hacer 5 minutos, comience con esto y hágalo 2 veces al día. Trabaje desde allí. Caminar es el ejercicio más fácil y accesible para todos. También puede probar otras actividades físicas.

Suplementos

Cuando se trata de la salud y la pérdida de peso, los nutrientes son vitales. Cuando el cuerpo tiene pocos nutrientes esenciales, anhela más alimentos, buscando obtener los nutrientes que necesita. Por lo tanto, termina comiendo más, a menudo alimentos azucarados y basura, buscando los nutrientes que simplemente no existen. Usted come en exceso, pero el cuerpo todavía está muriendo de hambre y no está satisfecho.

Cuando comience a comer más comida sana, se sentirá más satisfecho y comerá menos. Sin embargo, su cuerpo aún necesitará la cantidad esencial de nutrientes de alta calidad para ayudar a su cuerpo a trabajar de manera eficiente. Se requiere una cantidad suficiente de vitaminas y minerales para quemar calorías, regular el apetito, aumentar la desintoxicación, reducir la inflamación, regular el cortisol o las hormonas del estrés, ayudar a la digestión y ayudar a que las células se vuelvan más sensibles a la insulina.

Hidratación

La mayoría de nosotros estamos deshidratados. Nos deshidratamos aún más porque a la mayoría de nosotros nos encanta tomar bebidas con cafeína. Mantenerse hidratado es una de las claves para la desintoxicación. El líquido ayuda a eliminar las toxinas ambientales y metabólicas a través de los riñones, aumenta la energía y mejora las deposiciones regulares. Por lo tanto, beber al menos 8 vasos de agua al día es esencial durante y después de la desintoxicación. Los estudios revelan que a menudo confundimos la sed con el hambre y comemos en lugar de beber. Siempre mantenga una botella de agua fresca filtrada durante todo el día y beba.

Escriba su experiencia

Llevar un diario y anotar sus pensamientos, sentimientos y experiencias ha demostrado que reduce el estrés y ayuda en el proceso de desintoxicación. Es una de las mejores maneras de parar el ciclo de comer sin sentido. El diario le permite procesar sus emociones y pensamientos de una manera saludable y proactiva en lugar de limitarlos con malos hábitos y malos alimentos.

Escribir le ayudará a metabolizar no solo sus pensamientos, sino también sus calorías. Mantener una cuenta honesta de su experiencia es esencial. Compre un cuaderno en blanco y escriba sobre su experiencia cada mañana y por la noche.

Relájese

La mayoría de nosotros no estamos motivados para tomarnos un descanso en serio. Cuando el cuerpo está estresado, provoca un aumento en el nivel de insulina, aumenta el nivel de citoquinas o las moléculas mensajeras del sistema inmune que causan inflamación y aumenta el nivel de cortisol que causa la acumulación de grasa en el abdomen.

El estrés también le hace sentir más hambriento y aumenta sus antojos de azúcar y carbohidratos, que desencadenan la disfunción metabólica, lo que lleva a un aumento de peso excesivo. Así que tómese su tiempo para relajarse y tome un descanso. El ejercicio de respiración a continuación le ayudará a relajarse.

Respiración de relajación de 5 minutos

Siéntese lo más cómodamente posible: en una silla, con las piernas cruzadas sobre un cojín en el suelo o sobre almohadas apoyadas en la cama.

Cierre su boca y sus ojos.

Respire lentamente por la nariz, contando hasta 5 mientras inhale.

Mantenga 5 conteos.

Lentamente exhale, contando hasta 5 al exhalar.

Repita por 5 minutos.

Entre en el ritmo

Nos guste o no, nuestros cuerpos evolucionaron en organismos biológicos. Ya sea que escuchemos las señales que nuestro cuerpo nos envía o no, sigue un ritmo específico: tiempo para dormir, despertar, comer, relajarse y hacer ejercicio.

Los simples cambios de comportamiento le ayudarán a volver al ritmo, que tiene efectos poderosos, que incluyen un mejor sueño, mayor energía, pérdida de peso y mucho más. Por lo tanto, durante su período de desintoxicación, cree un cronograma y cúmplalo.

La investigación muestra que comer muy tarde, saltarse las comidas y no desayunar arruina su metabolismo. No comer durante el día provoca el síndrome de ingesta nocturna o atracones de comer por la noche o levantarse en el medio de la noche para alimentarse. Esto causa la diabesidad, lo que resulta en cambios de azúcar en la sangre.

Despierte, duerma, coma, haga ejercicio y relájese a la misma hora todos los días durante su período de desintoxicación. Pronto notará que su cuerpo entra en ritmo. Lo mejor de las rutinas es que no tendrá que gastar energía mental continuamente planificando su día. Comer un desayuno temprano pondrá en marcha su metabolismo y le permitirá quemar calorías todo el día. Del mismo modo, debe evitar comer 2-3 horas antes de acostarse para evitar que se almacene grasa mientras duerme. Mientras duerme, su cuerpo crece, se reconstruye y se repara a sí mismo. Sin embargo, cuando duerme, está quemando menos energía, por lo que lo último que desea es que su barriga crezca.

Duerma lo suficiente

No dormir lo suficiente está relacionado con diversas enfermedades, incluida la obesidad. Desde la invención de la bombilla, los humanos se han quedado despiertos más tiempo y más tarde porque pueden, lo que interrumpe la sincronización del cuerpo con el ritmo natural de las estaciones y estropea el primer patrón de sueño.

Si no obtiene la cantidad correcta de sueño, aumenta la producción de grelina, la hormona del hambre y disminuye la producción de leptina, la hormona supresora del apetito. Cuando se trata de azúcar, el sueño es un supresor natural del apetito.

Si está trabajando en turnos de noche, puede haber notado que siempre quiere comer algo dulce, como helado, galletas y más. Su cuerpo no está recibiendo suficiente energía porque no está durmiendo lo suficiente, por lo que come para obtener la energía que su cuerpo necesita. Ahora que sabe lo que necesita evitar y lo que necesita para obtener más; vamos a prepararle para comenzar su desintoxicación de azúcar.

Capítulo 3: Preparación para la desintoxicación de azúcar

La clave para una desintoxicación de azúcar exitosa es un buen plan y una preparación eficiente. Antes de comenzar su desintoxicación, diseñe su vida para el éxito y cree un entorno que lo guíe automáticamente a tomar decisiones más saludables. Por ejemplo, si tiene nueces en lugar de rosquillas en su despensa, entonces es más probable que tome una decisión saludable. Configure su cocina, su mente y su escuela o entorno laboral para maximizar su desintoxicación. Este es el Día 1 y el Día 2: el inicio no oficial de su desintoxicación de azúcar.

La desintoxicación de azúcar en su cocina

Su cocina probablemente está repleta de comida procesada en azúcar y comida basura. Va a comenzar su desintoxicación con su cocina. Tire cualquier artículo que caiga bajo las siguientes categorías:

Empaquetado, en caja, enlatado o cualquier cosa que no sea comida real. Puede guardar cualquier alimento enlatado entero, como alcachofas o sardinas que contengan un par de ingredientes reales, como sal o agua.

Bebidas o alimentos que contienen cualquier tipo de azúcar, incluidos edulcorantes artificiales, jugo de caña orgánico, jarabe de arce, agave, melaza y miel, principalmente cualquier zumo de frutas o bebidas endulzadas con azúcar.

Alimentos que contienen aceites vegetales refinados, como aceite de soja o maíz y aceite hidrogenado.

Alimentos con colorantes, aditivos, conservantes o edulcorantes artificiales: todo lo que se procesa de cualquier manera y tiene una etiqueta.

Si no desea tirar los siguientes productos, transfiéralos a un lugar que esté lejos de su vista durante su desintoxicación. Debe evitarlos mientras se está desintoxicando. Después de desintoxicar su cuerpo, puede volver a introducirlos en su dieta.

Productos con gluten, que incluyen pasta, pan, bagels, etc.

Todos los granos, incluidos los que son sin gluten.

Comestibles

Después de limpiar sus gabinetes y su refrigerador, es hora de llenarlos con alimentos frescos para su desintoxicación. Asegúrese de tener estos alimentos básicos.

- Harina de almendra
- Hierbas y especias antiinflamatorias y desintoxicantes, incluyendo cúrcuma, tomillo, pimienta de cayena, romero, comino, chile en polvo, salvia, cebolla en polvo, orégano, canela, cilantro, cilantro, perejil y pimentón
- Vinagre de sidra de manzana
- Vinagre balsámico
- Pimienta negra

- Caldo, bajo en sodio (pollo o verdura)
- La mantequilla de coco, extra virgen, también conocida como aceite de coco, puede ser sólida o líquida a temperatura ambiente
- Leche de coco, llena de grasa, enlatada
- Mostaza de Dijon
- Aceitunas Kalamata Jarred o enlatadas
- Mantequilla de nuez (si es posible, cruda, elija entre almendra, anacardo, macadamia o nuez)
- Nueces: almendras, nueces, nueces de macadamia
- Aceite de oliva, extra virgen
- Otros aceites saludables que te gustan (nuez, sésamo, semilla de uva, lino o aguacate)
- Sal marina
- Semillas: chía, cáñamo, calabaza, lino, sésamo
- Tahini o pasta de semillas de sésamo, ideal para aliños de ensalada y en salsas para vegetales)

- Tamari, bajo en sodio, sin gluten
- Leche de almendra o cáñamo sin azúcar

Dependiendo del plan de comidas o los platos, planee prepararse para el día o la semana durante su desintoxicación. Agregue los ingredientes específicos necesarios; es posible que no necesite algunos de los ingredientes enumerados anteriormente. Siga leyendo las recetas, planifique sus comidas y luego compre los ingredientes que necesita.

Puede pensar que comprar alimentos frescos, enteros y buenos es costoso. Sin embargo, si considera cuánto dinero gasta en comida para llevar, comida de conveniencia, refrescos, café y comida basura, se sorprendería de que está gastando tanto dinero en comida que es tóxica. También debe considerar cuánto pagaría por tratar enfermedades provocadas por alimentos procesados y venenosos. Cuando observa los beneficios a largo plazo de su salud y su billetera, elegir alimentos saludables es mucho mejor y más saludable para usted.

Un buen baño relajante

Relajarse en casa es fácil. El aceite de lavanda, el bicarbonato de sodio y la sal de Epsom en su baño no solo lo ayudarán a relajarse; la combinación crea una rutina desintoxicante y relajante.

2 tazas de sal de Epsom

1/2 taza de bicarbonato de sodio

10 gotas de aceite de lavanda

Llene la bañera con agua tan caliente como pueda. Agregue la sal de Epsom, bicarbonato de sodio y aceite de lavanda. Para que el baño sea más relajante, puede poner música relajante y encender velas. Remoje la bañera durante unos 20-30 minutos.

Este baño desintoxicante lo ayudará a desestresarse y relajarse para dormir mejor. sus músculos y su mente se beneficiarán de este baño de curación.

Diario de su desintoxicación

Compre un diario o un cuaderno. En ello registrará sus experiencias, pensamientos y resultados.

Suplementos

La mayoría de las personas carecen de los nutrientes necesarios, especialmente las personas que no han estado cuidando sus cuerpos. Antes de comenzar su desintoxicación, asegúrese de tener lo siguiente a mano. Aquellos le suministrarán a su cuerpo los nutrientes esenciales que necesita. La combinación está diseñada para el uso a largo plazo. Puede encontrar cualquiera de los suplementos en su tienda de salud local.

Suplemento	Dosificación	beneficios
Ácido alfa lipoico (ALA)	300-600 miligramos.	Equilibra la insulina y el azúcar en la sangre; junto con otros suplementos que optimizan el metabolismo, el balance de azúcar en la sangre y la insulina.

Cromo	500-1000 microgramos	Equilibra la insulina y el azúcar en la sangre; junto con otros suplementos que optimizan el metabolismo, el balance de azúcar en la sangre y la insulina.

| Canela | 500-1000 miligramos | Equilibra la insulina y azúcar en la sangre; tomado junto con otros suplementos que optimizan el metabolismo, el equilibrio de azúcar en la sangre y la insulina. |

Catequinas del té verde	100-200 miligramos	Equilibra la insulina y azúcar en la sangre; tomado junto con otros suplementos que optimizan el metabolismo, el equilibrio de azúcar en la sangre y la insulina.

Citrato de magnesio	200-300 miligramos (2-3 cápsulas) 1-2 veces al día	Esto se usa para controlar el estreñimiento causado por PolyGlycopleX o PGX, principalmente si su estómago no usa demasiada fibra. Esto también ayuda a mejorar el sueño, reducir la ansiedad, mejorar el control del azúcar en la sangre y ayudar a curar los calambres musculares.

| Suplemento multivitamínico y multimineral | Tomar como se indica en la etiqueta | Ayuda a controlar el metabolismo, mejora el funcionamiento de la insulina y equilibra el azúcar en la sangre. |

PolyGly copleX o PGX (cápsulas o polvo)	2.5-5 gramos antes de cada comida; puede tomar dosis adicionales durante el día para controlar los antojos	Esta súper fibra ralentiza la insulina y los picos de azúcar en la sangre. También reduce las necesidades y le hace sentir lleno por más tiempo. Tome antes de cada comida con un vaso de agua grande. La forma en polvo funciona mejor que la cápsula. Esto también lo ayudará a controlar la

Aceite de pescado purificado (DHA / EPA)	2 gramos	Equilibra el azúcar en la sangre, sensibiliza la insulina, antiinflamatorio, aumenta la función cerebral y previene la enfermedad cardíaca.
La vitamina D3	2.000 UI	

Zinc	15-30 miligramos	Equilibra la insulina y el azúcar en la sangre; junto con otros suplementos que optimizan el metabolismo, el balance de azúcar en la sangre y la insulina.

Herramientas de prueba para monitorear su progreso

Si tiene el dinero o si su presupuesto lo permite, puede obtener las siguientes herramientas que lo ayudarán a evaluar y monitorear su progreso.

Un monitor de glucosa

Una balanza, preferiblemente una que indique su peso, composición corporal y GMS; si es posible, uno que carga directamente su información a un teléfono inteligente.

Un monitor de presión arterial, si es posible, uno que carga instantáneamente su información en un teléfono inteligente.

Ropa de ejercicio

El objetivo aquí es lograr el máximo éxito. Es más probable que haga ejercicio si mantiene un par de ropa de ejercicio apropiada y sus suministros en el mismo lugar. Cuando esté listo, tendrá todo lo que necesite. Sace sus zapatillas de deporte del armario o compre un par nuevo. Elija vestirse con lo que se sienta más cómodo. Elimine cualquier obstáculo para que cuando comience su desintoxicación, esté listo para comenzar.

Agua de filtro

La mejor manera de beber agua pura y limpia es filtrar la suya con un simple carbón y luego echar el agua en una botella de acero inoxidable. Puede encontrar estos artículos en el supermercado o en la tienda de artículos para el hogar.

Reduzca el consumo de azúcar, cafeína y alcohol

La preparación de 2 días es el comienzo de su desintoxicación, y durante este período, comenzará a destetarse del azúcar, el alcohol y la cafeína. Estas sustancias le harán sentir temporalmente alerta y lleno de energía, pero sus efectos desaparecerán rápidamente y terminará en un círculo vicioso de antojos.

No será fácil dejar de tomar cafeína. Hágalo por etapas. Reduzca su cantidad habitual a la mitad durante el primer día, y luego reduzca nuevamente a la mitad del segundo día. Durante el primer día oficial de su desintoxicación tome una siesta si está cansado. Toma mucha agua, haga ejercicio suave, tome un baño caliente y 1, 000 mg dos veces al día de vitamina C. Pueden ayudar a reducir cualquier dolor de cabeza que pueda experimentar debido a la abstinencia.

El día 2 es el momento de dejar el alcohol y cualquier bebida endulzada con edulcorantes artificiales o azúcar. También es el momento de dejar de comer alimentos procesados.

¿Cómo se lidia con los síntomas de desintoxicación?

Durante esta fase, ya ha comenzado a destetarse del azúcar y los alimentos procesados entonces puede que tenga más hambre de lo normal. También experimentará los signos típicos de hambre, como una sensación de vacío en el pecho o el área abdominal y el gruñido del vientre. Tendrá antojos de dulces y se sentirá fatigado o aturdido entre comidas, tendrá problemas para completar una caminata de 30 minutos, tomará un café, experimentará confusión mental o tendrá dificultad para concentrarse, y se sentirá ansioso, temperamental o de mal genio.

Descanse

Relájese, duerma y descanse. Esto es vital durante los primeros días de la desintoxicación. Descansar relaja su sistema nervioso, el sistema responsable de su respuesta de lucha o huida durante un evento estresante, ayuda a reparar el cuerpo. Los primeros 2 días de su desintoxicación son donde sucede la magia de la desintoxicación. Su cuerpo se ajustará y no se sentirá genial, por lo que debe descansar. Esto pasará una vez que su cuerpo haya hecho la transición.

Acepte los síntomas de desintoxicación

Sentirse no tan bien es una gran señal. Significa que su cuerpo está en transición y eliminando las toxinas de su cuerpo.

Limpie las toxinas

Tome un baño desintoxicante, reciba un masaje, disfrute de una sauna, haga estiramientos o haga yoga suave. Todas estas cosas ayudarán a reducir la inflamación y aumentar la circulación en su cuerpo, lo que ayuda a reducir el dolor, aumenta la secreción química, mueve las toxinas y purifica el cuerpo.

Los intestinos limpios que funcionan de manera eficiente previenen el estreñimiento y los dolores de cabeza. Los siguientes son algunos consejos que usted debe seguir:

- Beba mucha agua para enjuagar los riñones y limpiar los intestinos.
- Agregue 2 cucharadas de semillas de lino molidas en sus sopas, ensaladas o batidos. Estos son ricos en fibra y absorben mucha agua.

- Tomar de 100 a 150 mg de citrato de magnesio dos veces al día ayudará al movimiento regular del intestino. Puede tomar hasta 6 cápsulas. Deje de tomar o reduzca la cantidad si el intestino se vuelve demasiado flojo.
- Tome 1000-2000 mg de vitamina C una o dos veces al día.
- Beba un laxante a base de hierbas, como sen, cáscara o ruibarbo antes de acostarse.
- El ejercicio es un poderoso estimulante intestinal. La actividad intensa le ayuda a sudar, lo que libera toxinas a través de su piel. Si su ejercicio no le hace sudar, tome una sauna de infrarrojos o de vapor.
- Use un enema o supositorio. Hay medicamentos disponibles que usted puede comprar en su farmacia local.
- Pruebe el citrato de magnesio líquido. Esto generalmente se usa para enjuagar el intestino

antes de una colonoscopia. Si puede encontrar esto en su farmacia local, entonces puede usarlo.

- Cuando todo lo demás falle, entonces será hora de ver a su médico y averiguar qué más está pasando.

También , un ejercicio suave ayudará a que su circulación se mueva, enjuagando el fluido tóxico. Aquí hay una manera simple pero efectiva que puede marcar una gran diferencia. Acuéstese de espaldas cerca de una pared. Coloque las piernas rectas contra la pared y déjelas allí por 20 minutos.

Tome 2.000 mg vitamina C amortiguada

Una o dos cápsulas al día ayudarán a aliviar los síntomas de desintoxicación.

Beba muchos líquidos

Asegúrese de beber un mínimo de 8 vasos de agua por día. También puede tomar té de hierbas si lo desea.

¡Coma!

Coma mucho cuando sienta hambre. Coma la mayor cantidad de las siguientes verduras sin almidón:

Calabacín

Berro

Grelos

Tomates

Acelga suiza

Calabaza de verano

Espinacas

Guisantes

Chalotes

Rábanos

Radicchio

Perejil

Palmitos

Cebollas

Hojas de mostaza

Champiñones

Lechugas

Col rizada

Chiles jalapeños

Judías verdes

Raíz de jengibre

Ajo

Hinojo

Endibia

Berenjena

Dientes de leon

Cebolletas

Apio

Coliflor

Repollo

Coles de Bruselas

Brócoli

Pimientos (rojo, verde, amarillo)

Hojas de remolacha

Brotes de soja

Espárragos

Rúcula

Alcachofa

No se le olvide las meriendas

Para mantener el hambre y el antojo, incluya 2 meriendas en su plan de comidas. Un plato pequeño a base de proteínas con fibra y grasas saludables, como untables sin azúcar o salsas con verduras o nueces ayudará a mantener la energía y el azúcar en la sangre constante. Si lo desea, puede comer seis comidas pequeñas al día; algunas personas lo encuentran más fácil.

Configure su mente

Tiene que aclarar su mente. Si está pensando mal y si cree que no tendrá éxito, entonces se dirigirá hacia allí. No son sólo los hábitos alimenticios saludables; también es una actitud positiva que determinará el éxito de su desintoxicación.

Su diario lo ayudará a eliminar sus creencias, actitudes y obstáculos mentales que le impiden tener éxito. Debe ser consciente de los desafíos para que pueda cambiar su enfoque a lo que quiere lograr y cómo puede alcanzarlo.

Durante su preparación de 2 días, concéntrese en las siguientes preguntas y escriba lo que le venga en mente. Escribir lo que le sucede a su mente lo hace más responsable ante sí mismo, y puede transformar sus deseos internos en realidad. Aquí están las preguntas que necesita responder.

- ¿Por qué estoy desintoxicando mi cuerpo? ¿Qué puedo lograr en mi vida y mi cuerpo con esta desintoxicación?
- ¿Qué tres objetivos particulares quiero lograr durante esta desintoxicación?
- ¿Cuáles son las tres cosas particulares que me impiden alcanzar mi objetivo de peso? ¿Es adicción al azúcar? ¿Vida ocupada? ¿Siempre comiendo comida basure? ¿Miedo al fracaso? ¿Miedo al éxito? ¿Empujadores de comida que

publicitan y fomentan hábitos alimentarios y alimenticios poco saludables?

- ¿Qué creencias me impiden ser saludable? ¿Tengo esta creencia de que estar sano es difícil? Lo intenté antes, y no fue exitoso.
- Si comienzo a comer sano, ¿cómo cambiará mi vida? Si cuido mi salud, ¿cómo afectará mi vida?
- ¿Cómo era mi vida cuando estaba más saludable y me alimentaba con cuidado?

Cuanto más entren en vigencia los obstáculos y los beneficios, mejor podrá superarlos. Más que eso, mientras más conectado esté con su intención y propósito, más motivado estará.

Sea honesto con sí mismo. ¿Por qué está desintoxicando su cuerpo? ¿Para quién está haciendo esto? Las preguntas más importantes de todas: ¿Estará allí para presenciar el crecimiento de sus hijos y nietos? ¿Cuánto tiempo podrá pasar tiempo con su familia y amigos?

Mida su progreso

El día antes de comenzar su desintoxicación, mida los siguientes y anótelos en su diario de desintoxicación.

Peso

Sin ropa, pésese a la primera hora de la mañana cuando se despierte.

Altura

Mida su altura en pies y pulgadas.

Tamaño de la cintura

Envuelva la cinta métrica alrededor de su ombligo, mida el punto más ancho de su cintura, no la parte donde se encuentra su cinturón.

Tamaño de la cadera

Lo mismo con la cintura, mida el punto más ancho alrededor de sus caderas

Circunferencia del muslo

Lo mismo con la cintura y las caderas, mida el punto más ancho alrededor de cada muslo individual

Presión sanguínea

Si tiene un manguito de presión arterial, puede hacerlo en casa. De lo contrario, esto se puede hacer en la farmacia o por su médico. Ahora está listo para comenzar su desintoxicación de azúcar.

Capítulo 4: a qué atenerse

Está oficialmente comenzando su desintoxicación de azúcar - Día 3 al Día 14. No será un ajuste y transición fácil. Sin embargo, si está armado con el conocimiento de qué esperar y cómo los consejos sobre cómo puede tratar los diversos síntomas, su viaje será más fácil.

Día 3: ¡Eso es todo!

Este es el momento en que la mayoría de la gente suele experimentar síntomas parecidos a los de la gripe, dudas personales y niveles bajos de azúcar en la sangre. Este es el comienzo de un viaje muy desafiante. Es probable que no tenga un resfriado o una gripe real, pero está experimentando los síntomas de la desintoxicación de azúcar: esta es una reacción típica y desaparecerá después de un par de días.

Día 4: ¡Solo quedan diez días!

Puede notar que le esten saliendo granos en la piel. ¡Este es un signo normal! Su desintoxicación está funcionando, y su cuerpo está limpiando las toxinas. También puede experimentar una irritación leve en su piel y cambios de humor.

Día 5: ¡Lo logré!

Los antojos y los dolores de cabeza comenzarán a desaparecer. Si no está preparado para el hambre, pueden producirse deslices y tentaciones. De esto se trata su preparación: tener a mano la comida adecuada y bocadillos saludables, además de planificar las comidas a tiempo.

Día 6: ¡Casi a mitad de camino!

La gripe o síntomas similares al resfriado comenzarán a disminuir en este día.

Día 7: ¡Una semana después!

Aquí es donde la mayoría de las personas experimentan diarrea, estreñimiento o hinchazón. Asegúrese de seguir las sugerencias sobre cómo evitar el estreñimiento.

Día 8: ¡Una semana más!

Durante el fin de semana, puede sentir la tentación y el deslizamiento de su desintoxicación. Si no ha experimentado fatiga desde el principio, entonces este puede ser el día en que comenzará a sentirse cansado.

Puede comenzar a sentirse cansado de la comida que está comiendo y sentirse abrumado por la cantidad de preparación que necesita para su comida.

Las recetas incluidas en este libro también son fáciles, y hay demasiadas recetas de desintoxicación de azúcar en línea. Solo asegúrese de que cada receta siga las pautas mencionadas anteriormente.

Día 9: ¡Sí! ¡Me siento bien! ¡No más antojos!

El gas, la hinchazón y otros problemas digestivos comenzarán a desaparecer. Es posible que haya recopilado un par de recetas que le gustaría probar y que está aprendiendo a cocinar. Puede cambiar y agregar cualquier receta que haya encontrado fuera de este libro en su plan de comidas.

También notará que ya no está más ansioso de comer más comida basura y dulces de la forma en que lo hacía antes de comenzar a desintoxicarse. Lea su diario. Mire hacia atrás en sus éxitos y sus luchas. Su registro diario le mostrará todo su progreso.

Día 10: Me siento un poco débil, esto no es tan difícil como pensaba. ¡Debo seguir comiendo de manera saludable!

Una dieta baja en carbohidratos puede provocar debilidad o temblores. Si ha estado ejercitándose regularmente, notará que su rendimiento se ve afectado. Asegúrese de obtener suficiente grasa saludable. Esta será su principal fuente de energía ya que ha reducido los carbohidratos y el azúcar.

Después de la sensación de letargo, sentirá la mejora en su energía y estado de ánimo a medida que se acerca el final de su desintoxicación.

Día 11: Duermo como un bebé, pero tengo antojo de algo dulce

En este día, puede notar que está durmiendo más rápido y mejor. También verá que se siente renovado y descansado cuando se despierta por la mañana. Asegúrese de seguir su horario de vigilia y sueño.

Sin embargo, es posible que sienta el antojo de los alimentos malos para la salud y azucarados que suele comer, y puede aburrirse con la elección de alimentos. La emoción puede ser beneficiosa para comer alimentos saludables. De nuevo, busque recetas más excitantes para su desintoxicación de azúcar. Sin duda, puede agregar toneladas de recetas a su plan de comidas de 2 semanas. ¡Incluso puede seguir comiendo sano de por vida!

Día 12: ¿Estoy perdiendo peso? Las dos semanas casi han terminado.

La desintoxicación de azúcar le ayudará a eliminar el exceso de peso, pero no le ayudará si se pesa todos los días. Es ideal pesarse una vez antes de comenzar su desintoxicación y otra después de 14 días.

¡Puede sentirse impaciente con solo dos días por delante! su desintoxicación casi ha terminado. No piense en la desintoxicación. En cambio, vea un concierto, vaya a un museo, vea una obra de teatro. Usted tiene que quedarse distraído.

Día 13: ¡Casi termino! ¿Qué hago después?

Puede sentirse ansioso de que su desintoxicación termine pronto. Ahora comenzará a planificar la reintroducción de algunos de los alimentos que ha eliminado para esta desintoxicación: los frijoles y los lácteos.

Puede sentir ganas de hacer trampa ya que su desintoxicación casi ha terminado. Mantenga sus metas en mente. Esta desintoxicación no sólo consiste en deshacerse del azúcar, sino también en cambiar sus hábitos alimenticios no saludables en uno saludable.

Día 14: ¡Lo conseguí!

¡Pura alegría! ¡Emoción! ¡Orgullo! ¡Alivio! Mañana, puede comenzar reintroduciendo la comida que no le permitieron comer durante las últimas 2 semanas. Recuerde añadirlos lentamente a su dieta.

Su ritual diario

Aquí hay un recordatorio de lo que debe hacer todos los días durante su desintoxicación.

Mañana

Al comienzo de su día, tome sus medidas. Escriba el resultado en su diario: glucosa, presión arterial, etc. Además, tenga en cuenta cuántas horas de sueño tiene y la calidad de su sueño.

- Haga su ejercicio de 30 minutos: caminar a paso rápido o su ejercicio preferido.
- Tome su fibra PGX justo antes del desayuno.
- Si toma algunos, tome sus suplementos con su desayuno.
- Opcional: coma su merienda a media mañana.

Tarde

- Tome su fibra PGX justo antes del almuerzo.
- Disfrute su almuerzo.
- Opcional: coma su elección de un bocadillo a media tarde.

Noche

- Tome su fibra PGX justo antes de la cena.
- Si toma, tome su suplemento.
- Disfrute de su cena

- Grabe su experiencia a lo largo del día. Anote lo que comió, lo que hizo, cómo se sintió, cualquier cambio y mejora en su enfoque y energía, y cómo estos cambios lo hacen sentir emocional, mental y físicamente. Escriba cualquier síntoma de desintoxicación.
- Practique su elección de un ejercicio de respiración profunda de 5 minutos.
- Duerma.

Ahora está listo para comenzar su desintoxicación. Siga leyendo las recetas y planifique cuidadosamente su plan de comidas durante dos semanas. Elija entre cualquiera de las siguientes recetas o use las recetas que sean aptas para la desintoxicación del azúcar.

Capítulo 5: ejemplos de planes de comidas para la desintoxicación del azúcar

Una dieta de desintoxicación de azúcar no es tan complicada como cree. Solo asegúrese de mantenerse alejado de los alimentos y productos que debe evitar durante el período de su desintoxicación. Aquí hay ejemplos de cómo se verán sus comidas. Están llenos de alimentos super deliciosos que son buenos para su salud.

DÍA 1	
Desayuno	Huevos al horno con espinacas y queso
Merienda de media mañana	Merienda de almendras de tamari tostadas
Almuerzo	Pimientos dulces con queso
Media a media tarde	3 huevos duros, quite la yema si lo desea
Cena	Pollo relleno de espinaca al horno
DIA 2	
Desayuno	Condimento de queso feta y pepino
Merienda de media mañana	Restos de Merienda de almendras de tamari tostadas
Almuerzo	Las sobras del pollo relleno de espinacas al horno
Merienda de media tarde	Dip de espinacas y queso

Cena	Wraps de lechuga con pavo asiático	
DÍA 3		
Desayuno	Batido de mantequilla de maní	
Merienda de media mañana	3 huevos duros, quite la yema si lo deseas	
Almuerzo	Sobras Wraps de lechuga con pavo asiático con ensalada mixta verde con tomates, pimientos dulces, pepino, aderezado con vinagre y aceite de oliva virgen extra	
Merienda de media tarde	Huevos cocidos y restos del dip de espinacas y queso	
Cena	Pollo asado a la parrilla con hierbas frescas	
DÍA 4		

Desayuno	Mini Frittata
merienda de media mañana	1 palito de queso
Almuerzo	Sobras Pollo asado a la parrilla con hierbas frescas con Ensalada de pollo y cilantro
Merienda de media tarde	Apio sumergido en mantequilla de maní sin azúcar o su mantequilla preferida de nueces sin azúcar
Cena	Guiso de frijoles y pollo con Bocados de calabacín y de queso
DIA 5	

Desayuno	Sobras de Mini Frittata
Merienda de media mañana	Dip de queso Feta picante inspirado en el Mediterráneo
Almuerzo	Sobras guiso de frijoles y pollo con ensalada mixta verde con tomates, pimientos dulces, pepino, aderezado con vinagre y aceite de oliva virgen extra
Merienda de media tarde	Tomate, pepino y ensalada de queso feta
Cena	Barritas de pan de coliflor con ensalada de judías verdes inspiradas en Italia
DIA 6	
Desayuno	Panecillo de huevo

Merienda de media mañana	1/4 taza de queso ricotta (bajo en grasa, parcialmente descremada) mezclado con un par de gotas de stevia líquida de vainilla y 1/4 de cucharadita de extracto de vainilla
Almuerzo	Sobras de barritas de pan de coliflor con ensalada de judías verdes inspirada en Italia
Merienda de media tarde	Dip de queso Feta picante inspirado en el Mediterráneo
Cena	Palillos de pollo al limón con ensalada de calabacín

DÍA 7

Desayuno	Huevos revueltos con champiñones salteados y espinacas con salsa casera
Merienda de media mañana	1/2 taza de requesón (queso cottage)
Almuerzo	opa de verduras
Merienda de media tarde	Restos de almendras de tamari tostadas
Cena	Palillos de pollo al limón con ensalada de calabacín

Opciones de meriendas para después de la cena:

- 1/4 taza de queso ricotta (bajo en grasa, parcialmente descremada) mezclado con un par de gotas de stevia líquida de vainilla y 1/4 de cucharadita de extracto de vainilla
- 1 palito de queso
- Pudín de Chia con sabor a vainilla

- Rodajas de pepino cubiertas con requesón (bajo en grasa, aproximadamente ½ taza)
- 3 huevos, duros, quite la yema si lo deseas

Este ejemplo de plan de comidas es intercambiable y puede adaptar las recetas a sus necesidades. Si desea personalizar su plan de comidas; no dude en buscar recetas aprobadas de desintoxicación de azúcar y crear una especial.

Usted puede estar haciendo esta desintoxicación de azúcar solo entonces puede que le queden sobras. Puede reducir los ingredientes para ajustar la receta de lo que necesitará durante toda la semana.

Lista de la compra

Las carnes y los huevos	Lácteos	Vegetales	Condimentos
8 onzas de salchicha de cerdo O use pavo molido	8 onzas de queso Gouda, O simplemente use mozzarella	1 bolsa de judías verdes congeladas	1 jarra de mantequilla de cacahuete natural sin azúcar
8 pechugas de pollo	2 tazas de queso parmesano	1 cabeza fresca de coliflor	2 latas de caldo de pollo, bajo en sodio

8 muslos de pollo	2 paquetes (8 onzas cada uno) de queso crema	cebolletas frescas o cebolla verde	1 tarro pequeño de tomates secados al sol
3 docena de huevos	2 tazas de queso feta	1 libra de judías verdes frescas	4 oz semillas de chía
1 libra de carne molida de pavo	1 paquete de queso mozzarella, rallado	1 libra de mini pimientos dulces	perejil fresco, cilantro y albahaca,

	1 paquete de queso cheddar, rallado	1 tallo de apio	hummus casero para merendar
	1 paquete de palitos de queso	1-2 paquetes de tomates cherry	salsa casera
	1 contenedor (16 onzas) de queso ricotta bajo en grasa	18 tazas de espinaca fresca	salsa de tomate hecha en casa

	1 contenedor (12 onzas) de yogur griego, sin grasa, llanura	4-6 pepinos	Salsa de soja Tamari baja en sodio
	1 cartón de leche de almendra sin endulzar o su leche de elección	6-8 limones	Extracto de stevia en polvo o líquido
		8 calabacines frescos	Almendras crudas

		8 pimientos dulces, de gran tamaño	se millas de sésamo
		1 paquete (8 onzas) de champiñones frescos	Vinagre y aceite de oliva para la ensalada, también su elección de condimentos

		Espinacas congeladas	
		Ajo	
		Hojas de lechuga para la ensalada y asiático-Inspirado	
		Cebollas, 2 blancas, y 1 roja	

Puede seguir este plan de comidas o crear el suyo. Incluso puede conocer algunas recetas que son amigables con la desintoxicación del azúcar. Siéntase libre de usarlos.

Capítulo 6: Recetas para la desintoxicación de azúcar

Huevos al horno con espinacas y queso

Para 6

Preparación: 5 minutos

Cocinar: 15 minutos

Ingredientes:

- 6 huevos
- 4 cucharaditas de aceite de oliva, dividido en 2 porciones
- 2 cucharaditas de ajo picado, dividido en 2 porciones
- 12 tazas de espinaca fresca, dividido en 2 porciones
- 1 taza de queso, rallado, dividido en 2 porciones (use mozzarella, bajo en grasa)

Direcciones:

1. Precalentar el horno a 350F.
2. Vierta 2 cucharaditas de aceite de oliva en una sartén grande.
3. Agregue 1 cucharadita de ajo y 1/2 de la espinaca. Saltee durante aproximadamente 2 a 3 minutos o hasta que se marchite. Agregue 1/2 del queso y revuelva para combinar 2 bien.
4. Engrase 3 moldes con aceite antiadherente para cocinar. Divida la mezcla de espinacas entre los moldes.
5. Cocine los ingredientes restantes como se indica arriba y luego divida entre 3 moldes engrasados más.
6. Con cuidado, rompa 1 huevo sobre cada mezcla de espinacas.

7. Hornee en el horno precalentado durante aproximadamente 15 minutos para obtener yemas ligeramente líquidas o hornee hasta el punto de cocción deseado.

8. Sazone cada porción con pimienta y sal. ¡Sirva!

Merienda de almendras de tamari tostadas

Para 4 personas

Preparación: 5 minutos

Cocción: 5 minutos

Ingredientes:

- 2 cucharadas de salsa de soja tamari
- 1 taza de almendras, crudas
- 1 cucharada de romero fresco, picado, opcional

Direcciones:

1. Tueste las almendras crudas en una sartén seca a fuego medio. Mezcle y cocine hasta que las almendras comiencen a oler delicioso.

2. Retire la sartén del fuego.

3. Con cuidado agregue 1 cucharada de tamari y, si usa, romero, en la sartén. Regrese al quemador y

cocine, revolviendo continuamente, hasta que la salsa se absorba y no queden más jugos.

4. Deje que se enfríe un poco antes de servir.

5. Almacene en un recipiente hermético por hasta 7 días.

Pimientos dulces con queso

Sirve: 30

Preparación: 15

Cocción: 15

Ingredientes:

- 1 libra de mini pimientos dulces, cortados a la mitad
- 1/2 taza de queso feta, desmenuzado
- 1/4 taza de cebolla rallada
- 2 dientes de ajo picados
- 2 cucharadas de cilantro, picado
- 8 onzas de queso crema, a temperatura ambiente
- 8 onzas de queso Gouda ahumado rallado

Direcciones:

1. Precalentar el horno a 425F.

2. A excepción de los pimientos, coloque todos los ingredientes en un tazón y mezcle hasta que estén combinados.

3. Llene cada mitad de pimiento dulce con la mezcla de queso.

4. Hornee en el horno precalentado durante 15 a 18 minutos o hasta que el queso esté fundido y ligeramente dorado.

Receta de pollo relleno y espinaca al horno

Sirve: 10

Preparación: 10 minutos

Cocción: 30 minutos

Ingredientes:

- 1 taza de espinacas congeladas, calentada, el exceso de agua drena
- 1 taza de salsa marinara, preferiblemente hecho en casa
- 1 taza de queso ricotta, parcialmente descremada
- 1 huevo batido
- 1/2 taza de queso mozzarella, rallado
- 1/2 cucharadita de sal

- 10 piezas (4 onzas) de pechuga de pollo, delgadas, o 5 piezas (8 onzas) de pechugas, cortadas en mitades
- Pimienta

Direcciones:

1. Precalentar el horno a 375F.
2. Coloque las espinacas, el ricotta, el huevo, la pimienta y la sal en un recipiente para mezclar y combine los ingredientes.
3. Engrase un molde para hornear de 9x13 pulgadas con aerosol antiadherente para cocinar.
4. Coloque la pechuga de pollo en el plato engrasado. Divida uniformemente la mezcla de espinacas entre el pollo y ponga las porciones en la parte superior de cada seno. Ruede el pollo y colócalos en el tazón con el lado de la costura hacia abajo.

5. Vierta la salsa Marinara uniformemente sobre las pechugas de pollo. Espolvoree todo con el queso mozzarella.

6. Hornee en el horno precalentado durante aproximadamente 35 a 40 minutos o hasta que la salsa burbujee y el queso se derrita.

Condimento de queso feta y pepino

Para 4 personas

Preparación: 10 min

Cocción: 0 min

Ingredientes:

- 1 taza de pepino, pelado y luego picado
- 1 taza de tomate fresco, picado
- 1 cebollín, picado
- 1 cucharada de aceite de oliva extra virgen
- 1/2 taza de queso feta, desmenuzado
- Sal y pimienta

Direcciones:

1. Coloque todos los ingredientes en un recipiente y mezcle hasta que estén combinados.
2. Sirva inmediatamente. De lo contrario, refrigere hasta que esté listo para servir.

Frittata de feta y de tomates secados al sol

Para 4 personas

Preparación: 5 minutos

Cocción: 10 minutos

Ingredientes:

- 1 diente de ajo, picado
- 1/2 taza de claras de huevo
- 1/2 taza de queso feta ligero
- 1/2 taza de cebolla, cortada en cubitos
- 1/2 taza de tomate secado al sol, escurrido, picado
- 1/4 taza de leche de almendras, sin endulzar
- 2 huevos
- 2 cebollines, picados
- 2 cucharaditas de aceite de coco o aceite de oliva

Direcciones:

1. Ponga el aceite en una sartén de tamaño mediano y apta para el horno. Cuando el aceite esté caliente, agregue la cebolla y el ajo. Saltee hasta que la cebolla esté transparente.

2. Agregue los tomates. Cocine durante aproximadamente 2 a 3 minutos o hasta que se caliente.

3. Mientras tanto, agriete los huevos, la leche y las claras de huevo en un tazón pequeño y bate para combinar.

4. Vierta la mezcla de huevo en la sartén. Espolvoree uniformemente el queso feta sobre la mezcla de huevo.

5. Reduzca el fuego a bajo y cocine la mezcla de huevo hasta que el medio esté casi listo y los bordes estén puestos.

6. Transfiere la sartén al horno y ase a la parrilla durante aproximadamente 3 a 5 minutos o hasta que el centro ya no esté moqueando.

7. Si lo desea, cubra con queso feta y cebolletas adicionales.

Espinacas con queso

Sirve: 7

Preparación: 5 minutos

Cocción: 5 minutos

Ingredientes:

- 4 onzas de queso Neufchatel, o queso crema
- 4 tazas de espinacas, empacadas en la taza de medir
- 2 cucharaditas de aceite de oliva
- 1/4 de cucharadita de sal
- 1/4 taza de queso parmesano
- 1 taza de queso ricotta, parcialmente descremada
- 1 diente de ajo, picado

Direcciones:

1. Ponga el aceite en una sartén y caliente. Agregue el ajo y las espinacas, espolvoree sal y saltee hasta que se marchite. Deje de lado para refrescar.

2. Ponga el queso Neufchatel y ricotta en una licuadora. Mezcle hasta que la mezcla esté suave.

3. Agregue el parmesano y la espinaca enfriada. Haga un pulso de 5 a 7 veces o hasta que los ingredientes estén incorporados - NO MEZCLE DEMASIADO.

4. Sirva inmediatamente o refrigere hasta que esté listo para servir. Sirva con sus vegetales crudos frescos, tomates cherry, brócoli, pimientos y pepinos.

Wraps de lechuga con pavo asiático

Para 4 personas

Preparación: 15 minutos

Cocción: 20 minutos

Ingredientes:

- 1 zanahoria, grande, rallada
- 1 libra de pavo molida
- 1 pimiento rojo o amarillo, de gran tamaño, cortado en cubitos
- 1 cucharada de jengibre fresco, picado
- 1/2 taza de champiñones, en rodajas
- 1/2 taza de agua
- 1/2 cucharadita de sal
- 1/2 cucharadita de semillas de sésamo
- 1/4 taza de hierbas frescas picadas: albahaca, cilantro o menta

- 1/4 cucharadita de polvo de esencia asiática de Emeril
- 1/4 cucharadita de ajo en polvo
- 1/4 cucharadita de canela molida
- 2 cucharadas de salsa hoisin casera
- 2 cucharaditas de aceite de coco o aceite de oliva
- 4 hojas de lechuga Bibb o Boston, de gran tamaño

Direcciones:

1. Ponga el aceite en una sartén grande y caliente. Agregue el jengibre y el pavo. Cocine hasta que el pavo esté dorado.
2. Agregue los champiñones, la pimienta, la salsa hoisin y el agua en la sartén. Cocine hasta que se caliente. Agregue la esencia asiática, la canela, el ajo en polvo y la sal. Deje calentar por 1 minuto.
3. Lave las hojas de lechuga y secarlas. Agregue 1 1/2 tazas de la mezcla de pavo en cada hoja de lechuga.

4. Espolvoree la mezcla de pavo con las zanahorias, las hierbas y las semillas de sésamo.

Batido de mantequilla de maní

Sirve: 1

Prep: 2 minutos

Cocción: 0 minutos

Ingredientes:

- 1/2 taza de queso cottage, bajo en grasa
- 1/2 taza de leche de almendras, sin endulzar
- 1 cucharada de mantequilla de maní, natural, sin azúcar añadido
- 1 cucharada de proteína de suero de leche, opcional
- 2 goteros completos de stevia líquida (sabor a liviano, vainilla o toffee)
- 1 taza de hielo
- Ingredientes opcionales:
- Fragmentos de cacao
- Mantequilla de maní, a llovizna

Direcciones:

1. Ponga todos los ingredientes en una licuadora. Mezcle hasta que la mezcla esté suave.

Pollo asado a la parrilla con hierbas frescas

Para 4 personas

Preparación: 10 minutos

Cocción: 30 minutos

Ingredientes:

- 1 taza de mezcla de hierbas frescas, solo hojas, empacadas sueltas (perejil, albahaca, cilantro)
- 1/4 taza de jugo de limón
- 1/4 taza de aceite de oliva
- 1/4 cucharadita de pimienta
- 2 dientes grandes de ajo
- Pechugas de pollo de 3 piezas (aproximadamente 1 libra), deshuesadas, sin piel, enjuagadas, secadas con palmaditas, cortadas longitudinalmente en mitades

- 3 cucharaditas de sal

Direcciones:

1. Ponga las hierbas lavadas y cortadas en una licuadora de alta potencia o procesador de alimentos. Agregue el jugo de limón, aceite, pimienta, sal y ajo; procesar hasta que quede suave.

2. Ponga el pollo en una bolsa Ziploc. Agregue el adobo, selle la bolsa y masajee para cubrir la carne con el adobo. Coloque el recipiente en la nevera y deje macerar durante al menos 30 minutos y hasta 8 horas.

3. Cuando esté listo para servir, ase a la parrilla las pechugas de pollo durante aproximadamente 10-15 minutos por cada lado o hasta que estén bien cocidas: la carne ya no tiene carne y los jugos se ponen limpios.

Sopa de verduras

Sirve: 8

Preparación: 10 minutos

Cocción: 40 minutos

Ingredientes:

- 1 taza de zanahorias, rodajas
- 1 taza de judías verdes congeladas
- 1 taza de cebolla picada
- ajo en polvo 1/2 cucharadita
- 1/2 cucharadita de sal
- 1/4 cucharadita de pimienta
- 2 dientes de ajo, de gran tamaño, picada
- 2 tazas de apio, en rodajas
- 2 tazas de espinacas frescas picada
- 2 tazas de caldo de verduras o caldo de pollo, bajo en sodio

- 2 cucharaditas de aceite de oliva
- 4 tazas de agua
- Opcional:
- 1 taza de frijoles cannellini
- 1 taza de edamame o soja sin cáscara
- 1/2 taza de perejil fresco, picado
- Queso parmesano, rallado

Direcciones:

1. Ponga el aceite en un horno holandés y caliente a fuego medio. Agregue el ajo y saltee hasta que esté fragante.
2. Agregue el apio, la cebolla y las zanahorias. Saltee durante aproximadamente 10 minutos o hasta que los vegetales estén tiernos.
3. Vierta el caldo y el agua en el horno holandés y lleve a ebullición.

4. Cuando hierva, agregue las judías verdes y, si usa, las semillas de soja. Agregue los condimentos.

5. Cubra la olla y reduzca el fuego a bajo. Cocine a fuego lento durante 30 minutos.

6. Retire la cubierta. Agregue el perejil y la espinaca. Cocine durante aproximadamente 5 minutos o hasta que la espinaca se marchite.

Pudín de Chia con sabor a vainilla

Porciones: 2

Preparación: 5 minutos

Cocción: 0 minutos

Ingredientes:

- 1/3 de taza de semillas de chía
- Extracto de vainilla (1 cucharadita)
- líquido de stevia 1 cucharadita, con sabor de vainilla
- 1 taza de leche de almendras, sin azúcar
- Crema batida, sin lácteos, opcional

Direcciones:

1. Coloque todos los ingredientes en una jarra grande y bata hasta que estén combinados.
2. Divida entre 2 vasos para servir.
3. Refrigere durante aproximadamente 10 minutos o hasta que se endurezca.

4. Si lo desea, cubra cada porción con crema batida

Notas: Puede ajustar la cantidad de stevia líquida. Comience con 1/4 de cucharadita y aumente la cantidad a su gusto.

Mini Frittatas

Sirve: 12

Preparación: 10 minutos

Cocción: 30 minutos

Ingredientes:

- 8 onzas de salchicha de cerdo
- 2 claras de huevo
- 2 tazas de pimientos amarillos y rojos, cortados en cubitos
- 10 huevos
- 1/4 cucharadita de pimienta
- 1/2 cucharadita de sal
- 1/2 taza de queso pepper jack
- 1/2 taza de leche al 1%
- Opcional:
- Cilantro fresco, picado

- Cebollas verdes
- Salsa casera
- Crema agria, hecha en casa

Direcciones:

1. Precalentar el horno a 350F.
2. Cocine la salchicha en una sartén a fuego medio hasta que esté bien cocida.
3. Con una cuchara ranurada, transfiera la salchicha cocida a un plato y déjela a un lado.
4. En la misma sartén, agregue los pimientos y saltee hasta que estén suaves.
5. Rompa los huevos en un tazón grande. Agregue la leche y las claras de huevo. Bate hasta que esté combinado.
6. Divida los pimientos y la salchicha en 12 moldes para muffins. Vierta la mezcla de huevo en cada

taza de muffins. Espolvoree 1 cucharada de queso sobre cada una.

7. Con un tenedor, mezcle el contenido de los moldes para panecillos.

8. Hornee en el horno precalentado durante aproximadamente 25 a 30 minutos.

Ensalada de pollo y de cilantro

Para 4 personas

Preparación: 10 minutos

Cocinar: 30 minutos

Ingredientes:

- 6 onzas de pechuga de pollo, cocida y picada
- 4 pimientos amarillos o rojos, la parte superior cortada y el interior sacado, O tomates de gran tamaño, cortados en mitades, y el interior sacado
- 1/2 taza de cebolla roja, cortada en cubitos
- 1/2 taza de tomates cherry, cortados a la mitad
- 1 taza de apio, cortado en cubitos
- Para el aderezo:
- 2 cucharadas de cilantro fresco y picado
- 1/2 cucharadita de sal
- 1/2 cucharadita de comino

- 1/2 taza de yogur griego, sin grasa, normal
- 1 cucharadita de jugo de limón
- 1 cucharadita de ajo en polvo
- 1 cucharada de aceite de oliva extra virgen

Direcciones:

1. Coloque todos los ingredientes del aderezo en un tazón de tamaño pequeño y mezcle hasta que se combinen.

2. A excepción de los pimientos o los tomates, coloque el resto de los ingredientes en un tazón grande. Agregue el aderezo y mezcle para cubrir.

3. Ponga 1 taza de ensalada de pollo en cada mitad del tomate o pimienta

Guiso de frijoles y pollo

Sirve: 12

Preparación: 10 minutos

Cocción: 3 horas

Ingredientes:

- 2 tazas de pollo cocido y rallado
- 4 tazas de caldo de pollo, bajo en sodio
- 3 cucharaditas de ajo picadas
- 1/2 cucharadita de sal
- 2 cucharaditas de comino
- 1/2 cucharadita de orégano
- 1 lata de maíz, escurrida y enjuagada
- 1 lata de frijoles negros, escurrida y enjuagada
- 1 taza de salsa, hecha en casa, O 1 lata de tomates cortados en cubitos
- 1 lata de frijoles Lima / mantequilla, o frijoles cannellini, escurridos y enjuagados

- 1/2 taza de crema agria, casera
- Ingredientes opcionales:
- Cilantro fresco
- Queso, rallado
- Cebolletas
- Crema agria

Direcciones:

1. A excepción de la crema agria y los ingredientes opcionales, coloque todos los ingredientes en una olla eléctrica. Mezcle para combinar. Cubra y cocine por 3 horas en ALTO.
2. Cuando el tiempo de cocción se termine, agregue la crema agria a la olla y mezcle hasta que esté bien incorporada.
3. Cubra la olla y cocine a BAJO durante 30 minutos.
4. Sirva con sus ingredientes preferidos

Bocadillos de queso y calabacín

Sirve: 3

Preparación: 5 minutos

Cocción: 15 minutos

Ingredientes:

- 1 huevo
- 1/2 taza de queso parmesano rallado
- 1/4 taza de cilantro fresco, picado, opcional
- 2 tazas de calabacín, rallado (alrededor de 2 a 3 de tamaño medio)
- Sal y pimienta

Direcciones:

1. Precalentar el horno a 400F.
2. Engrase un molde para panecillos con aceite en aerosol antiadherente.

3. Coloque el calabacín, el queso, el huevo y el cilantro en un bol. Mezcle hasta que esté combinado.

4. Divida uniformemente la mezcla de calabacín entre los bocadillos.

5. Llene cada taza hasta la parte superior, dándoles palmaditas si es necesario para empacar las tazas.

6. Hornee de 15 a 18 minutos o hasta que los bordes estén dorados. Verifique después de 15 minutos.

Dip de queso Feta picante inspirado en el Mediterráneo

Sirve: 8

Preparación: 10 minutos

Cocción: 0 minutos

Ingredientes:

- 1 taza de queso feta, baja en grasa
- 1 limón, jugo solamente
- 1/4 taza de leche de almendras, sin azúcar
- 1/4 taza de nueces picadas, tostadas
- 1/4 taza de yogur griego, sin grasa, sin formato
- 1/4 taza de pimientos rojos, asado, picado
- 1/4 cucharadita de pimienta
- 1/4 cucharadita de salsa Tabasco
- Aceite de oliva extra virgen (2 cucharaditas)

- Kalamata o aceitunas verdes, opcional, para la parte superior
- Vegetales para sumergir:
- Apio
- pepinos sin semillas
- Zanahorias

Direcciones:

1. Coloque todos los ingredientes en una licuadora o procesador de alimentos. Pulse o mezcle hasta que la mezcla alcance la consistencia deseada.
2. Transfiere a un tazón de servir. Si lo desea, cubra con más aceitunas y pimientos rojos.
3. Sirva inmediatamente o manténgalo refrigerado hasta que esté listo para servir.

Palillos de Coliflor y queso

Para 4 personas

Preparación: 5 minutos

Cocción: 40 minutos

Ingredientes:

- 1 taza de queso mozzarella, rallado
- 1 taza de queso parmesano, rallado
- 1 cucharadita de ajo en polvo
- 1 cucharadita de condimentos italianos
- 1/2 cucharadita de sal
- 2 claras de huevo, O 1/4 taza de clara de huevo
- 4 tazas de coliflor, picada (alrededor de 1 cabeza de coliflor, lavada, limpia y seca)
- Salsa marinara, casera

Direcciones:

1. Precalentar el horno a 450F.

2. Línea 2 piezas de bandejas para hornear de 8x12 pulgadas con papel pergamino.

3. Microondas la coliflor durante unos 7 a 8 minutos o vapor durante unos 20 minutos o hasta que estén tiernos.

4. Coloque la coliflor cocida en un procesador de alimentos; pulso hasta parecerse al arroz.

5. Transfiera el arroz de coliflor a un tazón grande.

6. Agregue el queso parmesano, los condimentos y las claras de huevo. Mezcle hasta que esté bien combinado.

7. Extienda la mezcla de coliflor en una capa uniforme en una de las bandejas preparadas para hornear.

8. Coloque las bandejas para hornear en el horno y hornee durante aproximadamente 30 minutos o hasta que las partes superiores estén doradas.

9. Invierta la coliflor en la otra bandeja para hornear preparada. Pongalo en el horno y hornee por unos 10 minutos o hasta que las copas estén doradas.

10. Espolvoree la parte superior con queso mozzarella. Ase a la parrilla durante aproximadamente 1 minuto o hasta que el queso se derrita.

11. Deje reposar por 10 minutos y luego corte en 24 porciones.

Ensalada de judías verdes inspirada en Italia

Sirve: 10

Preparación: 5 minutos

Cocción: 5 minutos

Ingredientes:

- 1 1/2 libras de judías verdes frescas, O cualquier tipo
- 1 taza de tomates cherry, cortados a la mitad
- 1/2 taza de albahaca fresca, picada
- 1/2 taza de cebolla roja, en rodajas
- 1/4 taza de perejil fresco de hojas planas o rizadas, picado
- 2 tazas de pepino inglés, cortado en rodajas con la piel
- 2 onzas de queso Pecorino Romano, trozos

- Para el aderezo italiano:
- 1 limón, jugo y ralladura
- 1/2 cucharadita de ajo en polvo
- 1/2 cucharadita de sal
- 1/4 cucharadita de pimienta
- 2 cucharadas de aceite de oliva extra virgen
- 2 cucharadas de vinagre de vino tinto

Direcciones:

1. Ponga a hervir una olla grande con agua.
2. Cuando el agua esté hirviendo, agregue los frijoles. Deje hervir por 5 minutos.
3. Inmediatamente escurra y luego ponga los frijoles en un baño de hielo, un recipiente lleno de hielo y agua.
4. Déjelo fresco durante aproximadamente 5 a 10 minutos.

5. Cuando los frijoles estén fríos, escurra y coloque en un tazón para servir.

6. Agregue los ingredientes restantes a la sartén.

7. Coloque todos los ingredientes del aderezo italiano en un tazón de tamaño pequeño y mezcle hasta que se combinen.

8. Vierta el aderezo sobre los ingredientes de la ensalada.

9. Agite suavemente para cubrirse. Si es necesario, ajuste el pimiento y la sal al gusto. Sirva inmediatamente o refrigere hasta que esté listo para servir.

Panecillo de huevo

Sirve: 1

Prep: 2 minutos

Cocción: 2 minutos

Ingredientes:

- 1 cucharada de queso rallado, su elección
- 1 cucharada de crema o leche
- 1/2 cebolleta, picada
- 3 claras de huevo o 1 huevo
- Aceite en aerosol antiadherente
- Sal y pimienta

Direcciones:

1. Engrase un plato de tamaño pequeño o un molde para flan con aceite antiadherente para cocinar.
2. Ponga las claras de huevo y crema en el plato. Bata para combinar.

3. Agregue el cebollín y el queso.

4. Cubra el plato sin apretar con una toalla de papel y coloque el plato en el microondas; microondas durante aproximadamente 50 a 60 segundos. Si su horno de microondas tiene un ajuste de huevos revueltos, úselo. No cocine en el microondas por mucho tiempo o tendrá un desastre significativo.

Palitos de pan de coliflor y queso

Sirve: 8

Preparación: 5 minutos

Cocción: 20 minutos

Ingredientes:

- 8 muslos de pollo
- 3 dientes de ajo, picado
- 2 cucharadas de aceite de oliva
- 2 limones, sólo el jugo
- 1/4 taza de perejil fresco, picado
- Mantequilla 1/2 cucharada
- Sal 1 cucharadita
- Pimienta 1 cucharadita
- 1 cucharadita condimentos italianos
- 1 limón, la ralladura solamente

Direcciones:

1. Ponga el aceite de oliva en una sartén de gran tamaño y caliente.

2. Mientras la sartén se calienta, sazone los muslos de pollo con pimienta, sal y condimentos italianos.

3. Cuando el aceite esté caliente, coloque el pollo en la sartén y cocine hasta que todos los lados estén dorados. Transfiere las baquetas a un plato y cubra con papel de aluminio para mantener el calor.

4. Reduzca el calor al mínimo. En la misma sartén, agregue la mantequilla y el ajo, revuelva durante aproximadamente 1 a 2 minutos. Agregue la ralladura de limón y el jugo. Devuelve los muslos a la sartén.

5. Cubra y deje hervir a fuego lento durante 20 minutos.

6. Cubra los muslos con la salsa y transfiera los muslos a un plato de servir. Vierta la salsa

restante sobre el pollo. Adorne con perejil fresco picado. ¡Sirva!

Ensalada de calabacín

Para 6

Preparación: 10 minutos

Cocción: 0 minutos

Ingredientes:

- 4 calabacines, medianos, rallados (alrededor de 6 tazas)
- 1 limón, ralladura solamente
- 1/2 cucharadita de sal
- 1/4 taza de perejil fresco y albahaca picada
- 2 limones, solo jugo, O 3 cucharadas de jugo de limón
- 3 cucharadas de aceite de oliva extra virgen
- Pimienta al gusto
- Ingredientes opcionales:
- Cerezas secas

- Queso de cabra
- Almendras, fileteadas

Direcciones:

1. Rebane, corte en dados o tritura el calabacín para obtener 6 tazas en total. Poner en un tazón de gran tamaño.

2. Ponga el aceite, la ralladura de limón y el jugo, la pimienta y la sal en un tazón pequeño y mezcle hasta que estén combinados.

3. Vierta el aderezo sobre el calabacín. Agregue el perejil y la albahaca. Agite suavemente para cubrirse.

4. Si lo desea, cubra con coberturas adicionales.

5. Sirva inmediatamente o manténgalo refrigerado hasta el momento de servirlo.

Salsa casera

Sirve: 11

Preparación: 5 minutos

Cocción: 5 minutos

Ingredientes:

- 1 lata (28 onzas) de tomates enteros pelados, escurridos
- 1 taza de cebolla picada
- 1 taza de pimiento rojo, picado
- 1 cucharada de aceite de oliva
- Conjunto 1 de pimiento jalapeño, semillas y membrana eliminan, picados
- Sólo 1 lima entera, jugo
- 1/2 taza de cilantro fresco, picado
- 1/2 cucharadita de comino molido
- 1/2 cucharadita de sal

- 2 latas (10 onzas cada una) de tomates picados con chiles
- 2 dientes de ajo picado

Direcciones:

1. Coloque todos los ingredientes en un procesador de alimentos. Pulse 5 veces para una salsa gruesa o vibración hasta 10 veces para un estilo de restaurante.
2. Manténgase refrigerado.

Últimas palabras

¡Gracias nuevamente por comprar este libro! Realmente espero que este libro pueda ayudarle. El siguiente paso es que se una a nuestro [boletín informativo por correo electrónico](#) para recibir actualizaciones sobre cualquier próximo lanzamiento o promoción de un nuevo libro.

¡Usted puede registrarse de forma gratuita y, como beneficio adicional, también recibirá nuestro libro *"Errores de salud y de entrenamiento físico que no sabe que está cometiendo"*, completamente gratis."¡ Este libro analiza muchos de los errores de entrenamiento físico más comunes y desmitifica muchas de las complejidades y la ciencia de ponerse en forma. ¡Tener todo este conocimiento y ciencia de la actividad física organizados en un libro paso a paso le ayudará a comenzar en la dirección correcta en su viaje de entrenamiento!Para unirse a nuestro boletín gratuito por correo electrónico y tomar su libro gratis, visite el enlace y regístrese: www.hmwpublishing.com/gift

Finalmente, si usted ha disfrutado este libro, me gustaría pedirle un favor. ¿Sería tan amable de dejar una reseña para este libro? ¡Podría ser muy apreciado!

¡Gracias y mucha suerte!

Sobre el co-autor

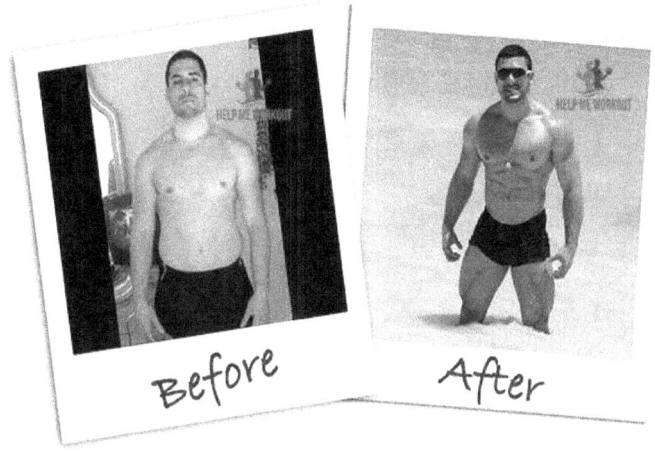

Mi nombre es George Kaplo; Soy un entrenador personal certificado de Montreal, Canadá. Comenzaré diciendo que no soy el hombre más grande que conocerá y este nunca ha sido mi objetivo. De hecho, comencé a entrenar para superar mi mayor inseguridad cuando era más joven, que era mi autoconfianza. Esto se debió a mi altura que medía sólo 5 pies y 5 pulgadas (168 cm), me empujó hacia abajo para intentar cualquier cosa que siempre quise lograr en la vida. Puede que usted esté pasando por algunos desafíos en este momento, o simplemente puede querer ponerse en forma, y ciertamente puedo relacionarme.

Después de mucho trabajo, estudios e innumerables pruebas y errores, algunas personas comenzaron a notar cómo me estaba poniendo más en forma y cómo comenzaba a interesarme mucho por el tema. Esto hizo que muchos amigos y caras nuevas vinieran a verme y me pidieran consejos de entrenamiento. Al principio, parecía extraño cuando la gente me pedía que los ayudara a ponerse en forma. Pero lo que me mantuvo en marcha fue cuando comenzaron a ver cambios en su propio cuerpo y me dijeron que era la primera vez que veían resultados reales. A partir de ahí, más personas siguieron viniendo a mí, y me hizo darme cuenta después de tanto leer y estudiar en este campo que me ayudó pero también me permitió ayudar a otros. Ahora soy un entrenador personal certificado y he entrenado a muchos clientes que han logrado conseguir resultados sorprendentes.

Hoy, mi hermano Alex Kaplo (también Entrenador Personal Certificado) y yo somos dueños y operadores de esta empresa editorial, donde traemos autores apasionados y expertos para escribir sobre temas de salud y ejercicio. También tenemos un sitio web de ejercicios en línea llamado "HelpMeWorkout.com" y me gustaría conectarme con usted invitándole a visitar el sitio web en la página siguiente y registrarse en nuestro boletín electrónico (incluso obtendrá un libro gratis). Por último, si usted está en la posición en la que estuve una vez y quiere orientación, no lo dude y pregúnteme … ¡Estaré allí para ayudarle!

Su amigo y entrenador,

George Kaplo

Entrenador Personal Certificado

Consigua otro libro gratis

Quiero darle las gracias por comprar este libro y ofrecerle otro libro (largo y valioso como este libro), "Errores de salud y de entrenamiento físico que no sabe que está cometiendo", completamente gratis.

Visite el enlace siguiente para registrarse y recibirlo: www.hmwpublishing.com/gift

En este libro, voy a desglosar los errores más comunes de salud y de entrenamiento físico que probablemente usted esté cometiendo en este momento, y le revelaré cómo puede llegar fácilmente a la mejor forma de su vida.

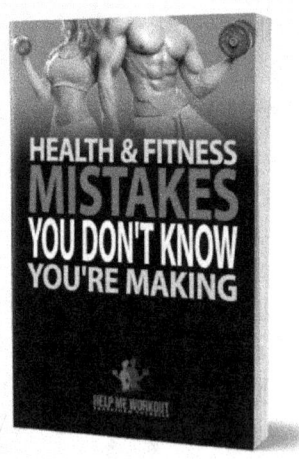

Además de este valioso regalo, también tendrá la oportunidad de obtener nuestros nuevos libros de forma gratuita, participar en sorteos y recibir otros correos electrónicos de mi parte. De nuevo, visite el enlace para registrarse: **www.hmwpublishing.com/gift**

Copyright 2018 de HMW Publishing - Todos los derechos reservados.

Este documento de HMW Publishing, propiedad de la compañía A & G Direct Inc, está orientado a proporcionar información exacta y confiable con respecto al tema y el tema cubierto. La publicación se vende con la idea de que el editor no está obligado a prestar servicios calificados, oficialmente autorizados o de otro modo calificados. Si es necesario un consejo, legal o profesional, se debe ordenar a un individuo practicado en la profesión.

De una Declaración de Principios que fue aceptada y aprobada por igual por un Comité del American Bar Association y un Comité de Editores y Asociaciones. De ninguna manera es legal reproducir, duplicar o transmitir cualquier parte de este documento en forma electrónica o impresa. La grabación de esta publicación está estrictamente prohibida, y no se permite el almacenamiento de este documento a menos que cuente con el permiso por escrito del editor. Todos los derechos reservados.

La información provista en este documento se afirma que es veraz y coherente, en el sentido de que cualquier responsabilidad, en términos de falta de atención o de otro tipo, por el uso o abuso de cualquier política, proceso o dirección contenida en el mismo es responsabilidad absoluta y exclusiva del lector receptor. Bajo ninguna circunstancia se responsabilizará o responsabilizará legalmente al editor por cualquier reparación, daño o pérdida monetaria debido a la información contenida en este documento, ya sea directa o indirectamente. La información en este documento se ofrece únicamente con fines informativos, y es universal como tal. La presentación de la información es sin contrato o con algún tipo de garantía garantizada.

Las marcas comerciales que se utilizan son sin consentimiento, y la publicación de la marca comercial es sin el permiso o el respaldo del propietario de la marca comercial. Todas las marcas comerciales y marcas dentro de este libro son sólo para fines de aclaración y pertenecen a los propios propietarios, no están afiliados a este documento.

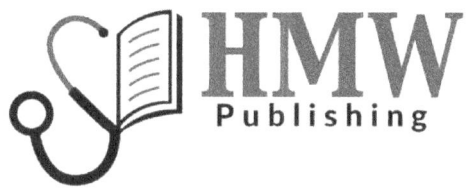

Para más libros visite:

HMWPublishing.com

www.ingramcontent.com/pod-product-compliance
Lightning Source LLC
Chambersburg PA
CBHW071827080526
44589CB00012B/937